PALAKSHA M. N.
SATISH S.

ANATOMIA E FISIOLOGIA HUMANAS-1

PALAKSHA M. N.
SATISH S.

ANATOMIA E FISIOLOGIA HUMANAS-1

DE ACORDO COM OS REGULAMENTOS PCI

ScienciaScripts

Imprint
Any brand names and product names mentioned in this book are subject to trademark, brand or patent protection and are trademarks or registered trademarks of their respective holders. The use of brand names, product names, common names, trade names, product descriptions etc. even without a particular marking in this work is in no way to be construed to mean that such names may be regarded as unrestricted in respect of trademark and brand protection legislation and could thus be used by anyone.

Cover image: www.ingimage.com

This book is a translation from the original published under ISBN 978-620-7-80696-6.

Publisher:
Sciencia Scripts
is a trademark of
Dodo Books Indian Ocean Ltd. and OmniScriptum S.R.L publishing group

120 High Road, East Finchley, London, N2 9ED, United Kingdom
Str. Armeneasca 28/1, office 1, Chisinau MD-2012, Republic of Moldova, Europe
Managing Directors: Ieva Konstantinova, Victoria Ursu
info@omniscriptum.com

Printed at: see last page
ISBN: 978-620-8-54708-0

Conteúdo

Dedicado a
"Deus Todo Poderoso",
Os nossos pais, professores, famílias,
Amigos, colegas,
Direção
e
Caros alunos.

PREFÁCIO

Temos o prazer de apresentar a última edição de "Anatomia e Fisiologia Humana-I para os estudantes do primeiro semestre de B.Pharm., de acordo com o programa do PCI (Conselho de Farmácia da Índia).

Este livro abrange as cinco unidades, incluindo a introdução ao corpo humano com o nível de organização celular e tecidular, estrutura e função do sistema tegumentar, sistema esquelético e articulações, sistema hemopoiético e linfático, sistema nervoso periférico e sentidos especiais e sistema cardiovascular.

Este livro tem uma linguagem simples e clareza concetual. Destina-se a dotar o estudante de factos profundos e fundamentais de anatomia e fisiologia de uma forma muito simples.

Este livro é útil para todos os estudantes do primeiro semestre de B.Pharm de todas as universidades da Índia, filiadas no Conselho de Farmácia da Índia.

Com os melhores cumprimentos,

Dr. Palaksha M N, Professor cum Prinicipal
Faculdade de Farmácia de Aadhya Chitradurga
&
Dr. Satish S , Professor cum diretor
Faculdade de Ciências Farmacêuticas Padre Muller Mangalore

CONTEÚDOS PROGRAMÁTICOS:

UNIDADE		Conteúdo	Página
I	**Introdução ao corpo humano com o nível de organização celular e tecidular (10hrs)**	Definição e âmbito da anatomia e da fisiologia, níveis de organização estrutural e sistemas corporais, processos básicos da vida, homeostasia, terminologia anatómica básica. Estrutura e funções da célula, transporte através da membrana celular, divisão celular, junções celulares. Princípios gerais da comunicação celular, ativação da via de sinalização intracelular por uma molécula de sinal extracelular, formas de sinalização intracelular: a) dependente do contacto b) parácrina c) sináptica d) endócrina. Classificação dos tecidos, estrutura, localização e funções dos tecidos epiteliais, musculares, nervosos e conjuntivos.	5
II	**Estrutura e funções do sistema tegumentar, sistema esquelético e articulações (10hrs)**	Estrutura e funções da pele, divisões do sistema esquelético, tipos de ossos, caraterísticas e funções salientes dos ossos do sistema esquelético axial e apendicular. Organização do músculo esquelético, fisiologia da contração muscular, neuromuscular neuromuscular. Classificação estrutural e funcional, tipos de movimentos articulares e sua articulação.	29
III	**Sistema hemopoiético e linfático (10hrs)**	Fluidos corporais, composição e funções do sangue, hemopoiese, formação de hemoglobina, anemia, mecanismos de coagulação, grupos sanguíneos, factores Rh, transfusão, seu significado e perturbações do sangue, sistema reticuloendotelial Órgãos e tecidos linfáticos, vasos linfáticos, circulação linfática e funções do sistema linfático.	49
IV	**Periférico Sistema nervoso**	Classificação do sistema nervoso periférico: Estrutura e funções dos sistemas nervoso simpático e	66
	& Sentidos especiais (08hrs)	Sistema nervoso parassimpático. Origem e funções dos nervos espinais e cranianos. Estrutura e funções do olho, ouvido, nariz, língua e suas perturbações.	
V	**Sistema**	Coração - anatomia do coração, circulação	77

CAPÍTULO I

1. INTRODUÇÃO À ANATOMIA E FISIOLOGIA HUMANAS

A anatomia é o estudo da estrutura e da relação entre as partes do corpo. **A fisiologia** é o estudo da função das partes do corpo e do corpo como um todo. Seguem-se algumas especializações dentro de cada uma destas ciências:

2. **Anatomia de Superfície:** O estudo dos pontos anatómicos que podem ser identificados através da observação da superfície do corpo. Por vezes designada por anatomia superficial.

3. **Anatomia microscópica:** O estudo de estruturas anatómicas minúsculas à escala microscópica, incluindo células (citologia) e tecidos (histologia).

4. **Anatomia macroscópica:** O estudo das caraterísticas anatómicas visíveis a olho nu, como os órgãos internos e as caraterísticas externas.

5. **Embriologia:** A ciência do desenvolvimento de um embrião desde a fertilização do óvulo até à fase fetal.

6. **Dissecação:** O processo de desmontagem de um organismo para determinar a sua estrutura interna e compreender as funções e relações dos seus componentes.

- *A histologia* é o estudo dos tecidos a nível microscópico.
- *A citologia* é o estudo das células a nível microscópico.
- *A neurofisiologia* é o estudo do funcionamento do sistema nervoso.

7. **A fisiopatologia** - uma convergência da patologia com a fisiologia - é o estudo dos processos fisiológicos desordenados que causam, resultam ou estão associados a uma doença ou lesão.

8. **A patologia** é a disciplina médica que descreve as condições tipicamente observadas durante um estado de doença, enquanto a fisiologia é a disciplina biológica que descreve os processos ou mecanismos que operam num organismo.

ÂMBITO DA ANATOMIA E DA FISIOLOGIA HUMANAS:

A anatomia e a fisiologia humanas, combinadas, formam a base das ciências farmacêuticas e médicas; o seu âmbito é vasto e pode ser resumido nos termos seguintes:

I. O estudo da anatomia humana constitui uma base essencial para a compreensão da fisiologia e da fisiopatologia.

II. O conhecimento da anatomia e da fisiologia humanas ajuda a compreender a evolução e o desenvolvimento do ser humano.

III. O conhecimento da fisiologia humana ajuda nas actividades desportivas.

IV. O conhecimento da anatomia e da fisiologia humanas ajuda a compreender a patologia e as alterações patológicas.

V. Conhecer os parâmetros utilizados para avaliar os medicamentos, ou seja, a farmacologia.

VI. O conhecimento da anatomia e da fisiologia humanas contribui para a manutenção da saúde individual e comunitária.

2. ORGANIZAÇÕES DE SISTEMAS VIVOS

Os sistemas vivos podem ser definidos a partir de várias perspectivas, desde a mais ampla (olhando para toda a Terra) até à mais minuciosa (átomos individuais). Cada perspetiva fornece informações sobre como ou porquê um sistema vivo funciona:

1. A nível químico, ***os átomos*** *(carbono, hidrogénio e fósforo),* ***as moléculas*** (combinações de átomos, como os hidratos de carbono, os aminoácidos e as gorduras) e as ligações químicas entre os átomos constituem o quadro em que se baseia toda a atividade viva.
2. A ***célula*** é a unidade mais pequena da vida. **Os organelos** no interior da célula são corpos especializados que desempenham funções celulares específicas. As próprias células podem ser especializadas. Assim, existem células nervosas, células ósseas e células musculares.
3. Um *tecido* é um grupo de células semelhantes que desempenham uma função comum. O tecido muscular, por exemplo, é constituído por células musculares.
4. Um *órgão* é um grupo de diferentes tipos de tecidos que trabalham em conjunto para realizar uma determinada atividade. O coração é um órgão composto por tecidos musculares, nervosos, conjuntivos e epiteliais.
5. Um *sistema de órgãos* é constituído por dois ou mais órgãos que trabalham em conjunto para realizar uma determinada tarefa. O sistema digestivo, por exemplo, envolve as actividades coordenadas de muitos órgãos, incluindo a boca, o estômago, os intestinos delgado e grosso, o pâncreas e o fígado.
6. Um *organismo* é um sistema que possui as caraterísticas dos seres vivos - a capacidade de obter e processar energia, a capacidade de responder a alterações ambientais e a capacidade de se reproduzir.

3. PROCESSOS BÁSICOS DA VIDA

Os processos vitais são os processos básicos dos organismos vivos que são necessários para manter a sua vida. Os processos vitais básicos são a nutrição, a respiração, o transporte e a excreção.

I. Nutrição: - é o processo de ingestão de alimentos por um organismo e a sua utilização pelo corpo para os processos vitais. Os nutrientes, ingeridos através da dieta, contêm as substâncias químicas utilizadas para a energia e a construção das células.

II. Os hidratos de carbono são o principal combustível energético das células do corpo.

III. As proteínas, e em menor grau as gorduras, são essenciais para a construção das estruturas celulares.

IV. Os minerais e vitaminas selecionados são necessários para as reacções químicas que

nas células e para o transporte de oxigénio no sangue. O mineral cálcio ajuda a tornar os ossos duros e é necessário para a coagulação do sangue.

V. Respiração:- é o processo pelo qual os alimentos são queimados nas células do corpo com a ajuda do oxigénio para libertar energia.

VI. Transporte: é o processo pelo qual os alimentos, o oxigénio, a água e os resíduos são transportados de uma parte do corpo para outra,

VII.Excreção: - é o processo pelo qual os produtos residuais são removidos do corpo.

4. HOMEOSTASIA

Uma caraterística de todos os sistemas vivos é a **homeostase**, ou seja, a manutenção de condições internas estáveis dentro de limites específicos. Em muitos casos, as condições estáveis são mantidas por retroação negativa.

No **feedback negativo**, um mecanismo de deteção (um recetor) detecta uma alteração nas condições para além de limites específicos. Um centro de controlo, ou integrador (frequentemente o cérebro), avalia a alteração e ativa um segundo mecanismo (um **efector**) para corrigir a condição; por exemplo, as células que removem ou adicionam glicose ao sangue num esforço para manter a homeostase são efectores. As condições são constantemente monitorizadas pelos receptores e avaliadas pelo centro de controlo. Quando o centro de controlo determina que as condições voltaram ao normal, a ação corretiva é interrompida. Assim, no feedback negativo, a condição variante é cancelada ou negada, de modo que as condições voltam ao normal.

A regulação da concentração de glucose no sangue ilustra como a homeostasia é mantida por feedback negativo. Após uma refeição, a absorção de glucose (um açúcar) pelo trato digestivo aumenta a quantidade de glucose no sangue. Em resposta, células especializadas do pâncreas (células alfa) segregam a hormona insulina, que circula pelo sangue e estimula as células do fígado e dos músculos a absorverem a glicose. Quando os níveis de glucose no sangue voltam ao normal, a secreção de insulina pára. Mais tarde, talvez após exercício físico intenso, os níveis de glicose no sangue podem baixar porque as células musculares absorvem glicose do sangue e utilizam-na como fonte de energia para a contração muscular. Em resposta à queda dos níveis de glicose no sangue, outro grupo de células pancreáticas especializadas (células beta) segrega uma segunda hormona, o glucagon. O glucagon estimula o fígado a libertar a glicose armazenada no sangue. Quando os níveis de glicose no sangue voltam ao normal, a secreção de glucagon pára.

Compare isto com o **feedback positivo,** em que uma ação intensifica uma condição de modo a que esta seja levada mais além dos limites normais. Este tipo de feedback positivo é pouco frequente, mas ocorre durante a coagulação do sangue, o parto (contracções do trabalho de parto), a lactação (em que a produção de leite aumenta em resposta a um aumento da amamentação) e o orgasmo sexual.

5. TERMINOLOGIA ANATÓMICA

Para identificar com precisão as áreas do corpo, são utilizados termos anatómicos claramente definidos. Estes termos referem-se ao corpo na posição anatómica - ereto, virado para a frente, com os braços ao lado do corpo e as palmas das mãos viradas para a frente. Nesta posição, aplicam-se os seguintes termos:

Os termos direcionais são utilizados para descrever a posição relativa de uma parte do corpo em relação a outra. Estes termos estão listados no quadro.

Termos básicos de anatomia:

Condições	Definições	Exemplo
Superior	Acima outro estruturas	O coração é superior ao estômago
Inferior	Abaixo outro estruturas	O fígado é inferior ao coração
Anterior	Em direção à frente do corpo	O umbigo é anterior à coluna vertebral
Posterior	Em direção à parte de trás do corpo	A coluna vertebral é posterior ao umbigo
Medial	Em direção à linha média do corpo	O nariz é medial aos olhos
Lateral	Afastado da linha média do corpo	As orelhas são laterais ao nariz
Ipsilateral	No mesmo lado do corpo do	O baço e o cólon descendente são Ipsilaterais
Contralateral	No lado oposto do corpo	O cólon ascendente e descendente são contralaterais
Intermediário	Entre duas estruturas	O joelho é intermediário entre a parte superior e inferior da perna
Proximal	Mais perto do ponto de fixação	O cotovelo é proximal ao pulso
Distal	Mais longe do ponto de fixação	O pé é distal ao joelho
Superficial	Em direção à superfície do corpo	A pele é superficial ao músculo
Profundo	Longe da superfície do corpo	O esqueleto é profundo em relação à pele

Os planos e secções do corpo são utilizados para descrever a forma como o corpo ou um órgão está dividido em duas partes:

a. *Os planos sagitais* dividem um corpo ou órgão verticalmente em partes direita e esquerda. Se as partes direita e esquerda forem iguais, o plano é um plano médio-sagital; se forem desiguais, o plano é um plano parassagital.

b. Um *plano frontal (coronal)* divide o corpo ou órgão verticalmente em partes anteriores e posteriores.

c. Um *plano horizontal (transversal)* divide o corpo ou órgão horizontalmente em partes superior e inferior. É também conhecido como secção transversal.

d. As cavidades corporais são áreas fechadas que albergam órgãos. Estas cavidades estão organizadas em dois grupos:

e. A cavidade *posterior/dorsal* do corpo inclui a cavidade craniana (que contém o cérebro) e a cavidade vertebral (que contém a espinal medula).

f. A cavidade *anterior/ventral* do corpo inclui a cavidade torácica (que contém os pulmões, cada um na sua própria cavidade pleural, e o coração, na cavidade pericárdica) e a cavidade abdominopélvica (que contém os órgãos digestivos na cavidade abdominal e a bexiga e os órgãos reprodutores na cavidade pélvica).

g. Os termos regionais identificam áreas específicas do corpo. Nalguns casos, é utilizada uma palavra descritiva para identificar a localização. Por exemplo, a região axial refere-se ao eixo principal do corpo - a cabeça, o pescoço e o tronco. A região apendicular refere-se aos apêndices - os braços e as pernas. Outros termos regionais utilizam uma parte do corpo para identificar uma determinada região do corpo. Por exemplo, a região nasal refere-se ao nariz.

6. A CÉLULA

A **célula** é a unidade funcional básica de todos os seres vivos. A membrana plasmática (membrana celular) delimita a célula e encerra o núcleo (já referido) e o *citoplasma.* O citoplasma é constituído por corpos especializados chamados organelos suspensos numa matriz fluida, o citosol, que consiste em água e substâncias dissolvidas, como proteínas e nutrientes.

- *As proteínas de transferência de electrões* estão envolvidas na movimentação de electrões de uma molécula para outra durante as reacções químicas.
- A *membrana plasmática* separa os eventos metabólicos internos do ambiente externo e controla o movimento de materiais para dentro e para fora da célula. A membrana plasmática é uma membrana dupla de fosfolípidos (bicamada lipídica), com as caudas hidrofóbicas não polares a apontar para o interior da membrana e as cabeças hidrofílicas polares a formar as faces interna e externa da membrana.

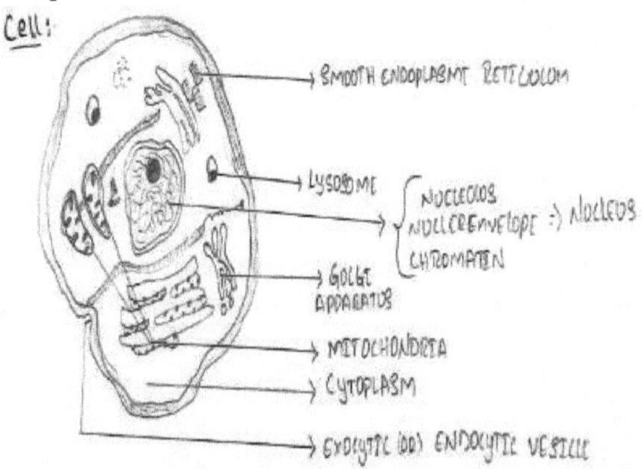

- As proteínas e as moléculas de colesterol encontram-se dispersas pela membrana fosfolipídica flexível. As proteínas podem ligar-se livremente à superfície interna ou externa da membrana plasmática (proteínas periféricas), ou podem encontrar-se ao longo da membrana, estendendo-se de dentro para fora (proteínas integrais). A natureza em mosaico das proteínas dispersas numa matriz flexível de moléculas de fosfolípidos descreve o modelo de mosaico fluido da membrana celular. Seguem-se outras caraterísticas da membrana plasmática:

- **A bicamada fosfolipídica é semipermeável.** Apenas as moléculas pequenas, não carregadas e polares, como o H 2O e o CO 2, e as moléculas hidrofóbicas - moléculas não polares como o O 2 e moléculas solúveis em lípidos, como os hidrocarbonetos - podem atravessar livremente a membrana.
- *As proteínas de canal* fornecem passagens através da membrana para certas substâncias hidrofílicas (solúveis em água), tais como moléculas polares e carregadas.
- *As proteínas de transporte* gastam energia (ATP) para transferir materiais através da membrana. Quando a energia é utilizada para fornecer uma passagem para os materiais, o processo é designado por *transporte ativo.*
- *As proteínas de reconhecimento* (glicoproteínas) distinguem a identidade das células vizinhas. Estas proteínas têm cadeias de oligossacáridos (polissacáridos curtos) que se estendem a partir da sua superfície celular.
- *As proteínas de adesão* ligam as células às células vizinhas ou fornecem âncoras para os filamentos e túbulos internos que dão estabilidade à célula.
- *As proteínas receptoras* iniciam respostas celulares específicas quando as hormonas ou outras moléculas desencadeadoras se ligam a elas.

Os organelos são corpos no citoplasma que servem para separar fisicamente as várias actividades metabólicas que ocorrem nas células. Eles incluem os seguintes:

O ***núcleo*** é delimitado pelo envelope nuclear, uma bicamada fosfolipídica semelhante à membrana plasmática. O núcleo contém ADN (ácido desoxirribonucleico), a informação hereditária da célula. Normalmente, o ADN encontra-se espalhado no interior do núcleo sob a forma de uma matriz filiforme denominada **cromatina.** Quando a célula começa a dividir-se, a cromatina condensa-se em corpos em forma de bastonete chamados **cromossomas,** cada um dos quais, antes de se dividir, é constituído por duas longas moléculas de ADN e várias moléculas de histonas. As histonas servem para organizar o longo ADN, enrolando-o em feixes chamados nucleossomas. Também são visíveis no interior do núcleo um ou mais nucléolos, cada um constituído por ARN que está envolvido no processo de fabrico dos componentes dos ribossomas. Os componentes dos ribossomas deslocam-se para o citoplasma para formar um ribossoma completo. O ribossoma irá eventualmente reunir aminoácidos em proteínas. O núcleo também serve como local para a separação dos cromossomas durante a divisão celular.

O ***retículo endoplasmático,*** ou RE, consiste em pilhas de sacos achatados envolvidos na produção de vários materiais. Em secção transversal, aparecem como uma série de canais em forma de labirinto, muitas vezes intimamente associados ao núcleo. Quando os ribossomas estão presentes, o RE (chamado *RE rugoso*) liga grupos polissacáridos a polipéptidos à medida que estes são montados pelos ribossomas. *O RE liso,* sem ribossomas, é responsável por várias actividades, incluindo a síntese de lípidos e hormonas, especialmente em células que produzem estas substâncias para exportação da célula. Nas células do fígado, o RE liso está envolvido na decomposição de toxinas, medicamentos e subprodutos tóxicos das reacções celulares.

Um ***aparelho de Golgi*** (*complexo de Golgi* ou *corpo de Golgi*) é um grupo de sacos achatados dispostos como uma pilha de taças. Funcionam para modificar e embalar proteínas e lípidos em *vesículas,* pequenos sacos de forma esférica que brotam das extremidades de um aparelho de Golgi. As vesículas migram frequentemente para a membrana plasmática e fundem-se com ela, libertando o seu conteúdo para o exterior da célula.

Os lisossomas são vesículas de um aparelho de Golgi que contêm enzimas digestivas. Estas enzimas decompõem os alimentos, os resíduos celulares e os invasores estranhos, como as bactérias.

As mitocôndrias realizam a respiração aeróbica, um processo em que a energia (sob a forma de ATP) é obtida a partir de hidratos de carbono. As mitocôndrias também podem produzir energia a partir de fontes que não sejam hidratos de carbono, como as gorduras.

Os ribossomas realizam o processo de produção de proteínas.

As cavidades são um dos mais recentes organelos descobertos. Parece que funcionam para transportar o ARN mensageiro através do citosol para os ribossomas. Também parecem estar envolvidas no desenvolvimento de resistência a medicamentos.

Os microtúbulos, *os filamentos intermédios* e *os microfilamentos* são três fibras proteicas de diâmetro decrescente, respetivamente. Todas estão envolvidas no estabelecimento da forma ou dos movimentos do *citoesqueleto,* a estrutura interna da célula.

Os microtúbulos são constituídos pela proteína tubulina e fornecem suporte e mobilidade para as actividades celulares. Encontram-se no aparelho fusiforme (que orienta o movimento dos cromossomas durante a divisão celular) e nos flagelos e cílios (descritos mais adiante nesta lista), que se projectam a partir da membrana plasmática para dar mobilidade à célula.

i. Os filamentos intermédios ajudam a suportar a forma da célula.

ii. Os microfilamentos são constituídos pela proteína actina e estão envolvidos na motilidade celular.

Encontram-se em quase todas as células, mas são predominantes nas células musculares e nas células que se movem mudando de forma, como os fagócitos (glóbulos brancos que vasculham o corpo em busca de bactérias e outros invasores estranhos)

iii. *Os flagelos* e *os cílios* sobressaem da membrana celular e fazem movimentos ondulatórios. Os flagelos e os cílios são classificados pelo seu comprimento e pelo seu número por célula: Os flagelos são longos e poucos; os cílios são curtos e muitos. Um único flagelo impulsiona o esperma, enquanto os numerosos cílios que revestem o trato respiratório varrem os detritos. Estruturalmente, tanto os flagelos quanto os cílios consistem em microtúbulos dispostos em uma matriz "9 + 2" - ou seja, nove pares (dupletos) de microtúbulos dispostos em um círculo ao redor de um par de microtúbulos.

iv. **Os centríolos** e **os corpos basais** actuam como centros organizadores de microtúbulos (MTOCs). Um par de centríolos (encerrados num centrossoma) localizado fora do envelope nuclear dá origem aos microtúbulos que constituem o aparelho do fuso utilizado durante a divisão celular. Os corpos basais estão na base de cada flagelo e cílio e parecem organizar o seu desenvolvimento. Tanto os centríolos como os corpos basais são constituídos por nove tripletos dispostos em círculo (Figura 3).

v. *Os peroxissomas* são organelos comuns nas células do fígado e dos rins que decompõem substâncias potencialmente nocivas. Algumas reacções químicas no corpo produzem um subproduto chamado peróxido de hidrogénio. Os peroxissomas podem converter o peróxido de hidrogénio (uma toxina feita de H_2O_2) em água e oxigénio.

7. DIVISÃO CELULAR:

Existem dois tipos de divisão celular: a mitose e a meiose.

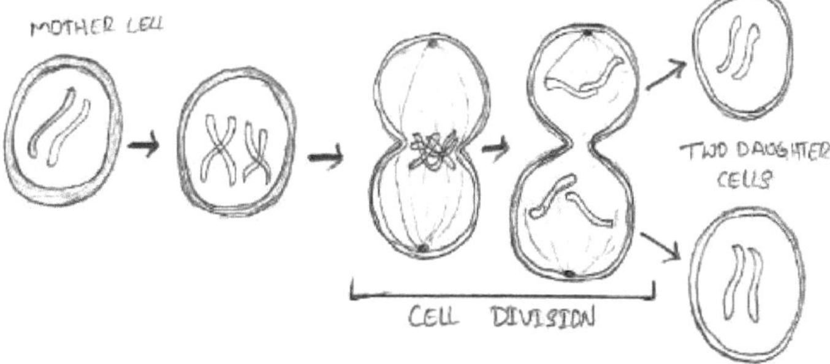

Mitose

A mitose é o processo de divisão celular normal. Ocorre sempre que as células do corpo precisam de produzir mais células para crescimento ou para substituição e reparação. O resultado da mitose são duas células-filhas idênticas com o mesmo conteúdo cromossómico que a célula-mãe.

A mitose ocorre em duas fases: a replicação do ADN, sob a forma de 23 pares de cromossomas, e a divisão do citoplasma. O ADN é o único tipo de molécula capaz de formar independentemente um duplicado de si próprio. Quando os dois conjuntos idênticos de cromossomas se deslocam para os pólos opostos da célula-mãe, forma-se uma "cintura" no citoplasma e a célula divide-se. Existe então um conjunto completo de cromossomas em cada célula filha. Os organelos no citoplasma das células filhas estão incompletos aquando da divisão celular, mas desenvolvem-se à medida que a célula cresce até à maturidade. A frequência com que ocorre a divisão celular varia consoante os diferentes tipos de células.

Estas fases são a prófase, a metáfase, a anáfase e a telófase.

FASE:

A mitose inicia-se com a prófase, durante a qual os cromossomas recrutam a condensina e começam a sofrer um processo de condensação que se prolongará até à metáfase.

METAFASE:

Em seguida, os cromossomas assumem o seu estado mais compacto durante a metáfase, quando os centrómeros de todos os cromossomas da célula se alinham no equador do fuso. A metáfase é particularmente útil em citogenética, porque os cromossomas podem ser mais facilmente visualizados nesta fase.

ANÁFASE:

A progressão das células da metáfase para a anáfase é marcada pela separação abrupta das cromátides irmãs. Durante a primeira parte da anáfase, os microtúbulos do cinetocoro encurtam e os cromossomas movem-se em direção aos pólos do fuso. Durante a segunda parte da anáfase, os pólos do fuso se separam à medida que os microtúbulos não-cinetocóricos passam uns pelos outros.

TELOFASE:

A mitose termina com a telófase, ou seja, a fase em que os cromossomas atingem os pólos. A membrana nuclear reforma-se então e os cromossomas começam a descondensar-se nas suas conformações interfásicas. Existem dois tipos de divisão celular: mitose e meiose.

Meiose

Este é o processo de divisão celular que ocorre na formação das células reprodutoras *(gâmetas* - os óvulos e os espermatozóides). Os óvulos crescem até à maturidade nos ovários da mulher e os espermatozóides nos testículos do homem. Na meiose formam-se quatro células filhas após duas divisões. Durante a meiose, os pares de cromossomas separam-se e um de cada par desloca-se para pólos opostos da célula 'mãe'. Quando se divide, cada uma das células "filhas" tem apenas 23 cromossomas, o chamado *número haploide.* Isto significa que, quando o óvulo é fertilizado, o zigoto resultante tem o complemento total de 46 cromossomas (o *número diploide),* metade do pai e metade da mãe. Assim, a criança tem algumas caraterísticas herdadas da mãe e outras do pai, como a cor do cabelo e dos olhos, a altura, as caraterísticas faciais e algumas doenças.

8. PROCESSO DE TRANSPORTE DE MEMBRANA OU MOVIMENTO DE SUBSTÂNCIAS

Existem alguns conceitos que devem ser compreendidos relativamente ao movimento das substâncias.

- O movimento de substâncias pode ocorrer através de uma membrana semipermeável (como a membrana plasmática). Uma membrana semipermeável permite a passagem de algumas substâncias, mas não de outras.
- As substâncias, cujos movimentos estão a ser descritos, podem ser a água (o solvente) ou a substância dissolvida na água (o soluto).
- O movimento de substâncias pode ocorrer de concentrações mais elevadas para concentrações mais baixas (descendo o gradiente de concentração) ou na direção oposta (subindo ou contra o gradiente).
- As concentrações de soluto variam. Uma solução pode ser *hipertónica* (uma concentração mais elevada de solutos), *hipotónica* (uma concentração mais baixa de

solutos) ou *isotónica* (uma concentração igual de solutos) em comparação com outra região.

- O movimento das substâncias pode ser passivo ou ativo. Se o movimento for com a concentração ou gradiente, é passivo. Se o movimento for contra o gradiente, é ativo e requer energia.

Processo de transporte passivo

❖ *O transporte passivo* descreve o movimento de substâncias num gradiente de concentração e não requer consumo de energia.

❖ *A difusão* é o movimento líquido de substâncias de uma área de maior concentração para uma área de menor concentração. Este movimento ocorre como resultado do movimento aleatório e constante caraterístico de todas as moléculas, átomos ou iões (devido à energia cinética) e é independente do movimento de outras moléculas. Uma vez que, em qualquer momento, algumas moléculas podem estar a mover-se contra o gradiente de concentração e outras podem estar a mover-se para baixo no gradiente de concentração (lembre-se, o movimento é aleatório), a palavra "líquido" é utilizada para indicar o resultado final global e eventual do movimento. Se existir um gradiente de concentração, as moléculas (que estão em constante movimento) acabarão por se distribuir uniformemente (um estado de equilíbrio).

❖ **A osmose** é a difusão de moléculas de água através de uma membrana semipermeável. Quando a água entra numa célula por osmose, pode formar-se uma pressão hidrostática (pressão osmótica) no interior da célula.

❖ **A diálise** é a difusão de solutos através de uma membrana semipermeável.

❖ **A difusão facilitada** é a difusão de solutos através de proteínas de canal na membrana plasmática. Note-se que a água pode passar livremente através da membrana plasmática sem o auxílio de proteínas especializadas, embora proteínas especiais chamadas **aquaporinas** possam auxiliar ou acelerar o transporte de água.

Processos de transporte ativo

O transporte ativo é o movimento de solutos contra um gradiente e requer o gasto de energia (geralmente ATP). O transporte ativo é conseguido através de um dos dois mecanismos seguintes:

❖ As proteínas de transporte na membrana plasmática transferem solutos, tais como pequenos iões (Na^+, K^+, Cl^-, H^+), aminoácidos e monossacáridos.

❖ As vesículas ou outros corpos no citoplasma transportam macromoléculas ou partículas grandes através da membrana plasmática. Os tipos de transporte vesicular incluem os seguintes:

❖ ***Exocitose,*** que descreve o processo de fusão das vesículas com a membrana plasmática e a libertação do seu conteúdo para o exterior da célula. Este processo é comum quando uma célula produz substâncias para exportação.

❖ ***Endocitose,*** que descreve a captura de uma substância no exterior da célula quando a membrana plasmática se funde para a engolir. A substância entra subsequentemente no citoplasma encerrada numa vesícula. Existem três tipos de endocitose:

❖ ***A fagocitose*** ("ingestão celular") ocorre quando material não dissolvido entra na célula. A membrana plasmática envolve o material sólido, formando uma vesícula fagocítica.

❖ ***A pinocitose*** ("beber celular") ocorre quando a membrana plasmática se dobra para dentro, formando um canal que permite a entrada de substâncias dissolvidas na célula. Quando o canal é fechado, o líquido é encerrado numa vesícula pinocítica.

❖ *A endocitose **mediada por receptores*** ocorre quando moléculas específicas no fluido que envolve a célula se ligam a receptores especializados na membrana plasmática. Tal como na pinocitose, a membrana plasmática dobra-se para dentro e segue-se a formação de uma vesícula. Algumas hormonas são capazes de atingir células específicas através da endocitose mediada por receptores.

9. JUNÇÕES CELULARES:

As junções celulares (ou pontes intercelulares) são uma classe de estruturas celulares constituídas por complexos multiproteicos que proporcionam o contacto ou a adesão entre células vizinhas ou entre uma célula e a matriz extracelular em animais. Também mantêm a barreira paracelular dos epitélios e controlam o transporte paracelular. As junções celulares são especialmente abundantes nos tecidos epiteliais. Combinadas com as moléculas de adesão celular e a matriz extracelular, as junções celulares ajudam a manter as células animais unidas.

Existem três tipos principais de junção celular:

1. **Junções** aderentes, desmossomas e hemidesmossomas (junções de ancoragem): Uma junção aderente é definida como uma junção celular cuja face citoplasmática está ligada ao citoesqueleto de actina. Podem aparecer como bandas que circundam a célula (zónula aderente) ou como pontos de ligação à matriz extracelular (adesão focal). As junções aderentes desmontam-se exclusivamente nas células epiteliais uterinas para permitir que o blastocisto penetre entre as células epiteliais.
2. **Gap junctions** (junção comunicante): As junções comunicantes são ligações intercelulares especializadas entre uma grande variedade de tipos de células animais. Ligam diretamente o citoplasma de duas células, o que permite a passagem direta de várias moléculas, iões e impulsos eléctricos através de uma porta regulada entre as células. As junções intercelulares ocorrem em praticamente todos os tecidos do corpo, com exceção do músculo esquelético adulto totalmente desenvolvido e de tipos de células móveis como o esperma ou os eritrócitos.
3. **Junções apertadas** (junções oclusivas): As junções apertadas actuam como barreiras que regulam o movimento da água e dos solutos entre as camadas epiteliais. As junções apertadas são classificadas como uma barreira paracelular, que é definida como não tendo discriminação direcional; no entanto, o movimento do soluto depende em grande parte do tamanho e da carga. Existem provas que sugerem que as

estruturas pelas quais os solutos passam são semelhantes a poros.

4. COMUNICAÇÃO CELULAR E SINALIZAÇÃO CELULAR

Todas as células recebem e respondem aos sinais do seu meio envolvente. Mesmo as bactérias mais simples sentem e nadam em direção a concentrações elevadas de nutrientes, como a glucose ou os aminoácidos. As células comunicam entre si de modo a coordenar o seu comportamento em benefício do organismo como um todo. Os sinais intercelulares, interpretados por uma maquinaria complexa na célula que responde, permitem que cada célula determine a sua posição e o seu papel especializado no organismo e asseguram, por exemplo, que cada célula se divida apenas quando as suas vizinhas o determinam.

Princípio geral da sinalização celular:

A sinalização celular é *um sistema complexo de comunicação que rege as actividades celulares básicas e coordena as acções celulares.* A capacidade da célula para receber e responder ao seu microambiente é a base do desenvolvimento, da reparação dos tecidos, da imunidade e da homeostasia. Embora estas células tenham normalmente uma vida independente, podem comunicar e influenciar a proliferação umas das outras na preparação para o acasalamento sexual. Estudos de mutantes de levedura que são incapazes de acasalar identificaram muitas proteínas que são necessárias no processo de sinalização. Estas proteínas formam uma rede de sinalização que inclui receptores de superfície celular, proteínas de ligação a GTP e proteínas cinases, cada uma das quais tem parentes próximos entre as proteínas envolvidas na sinalização em células animais.

Moléculas de sinalização e receptores

Muitos tipos diferentes de moléculas transmitem informação entre as células, actuando como ligandos que se ligam aos receptores específicos presentes na superfície celular. Algumas destas moléculas transportam sinais a uma longa distância, enquanto outras transmitem o sinal localmente para as células vizinhas, o que pode resultar na sinalização celular. A sinalização celular pode resultar da interação direta de uma célula com a sua vizinha ou da ação de moléculas de sinalização segregadas.

As múltiplas variedades de sinalização por moléculas segregadas são divididas em três categorias, com base na distância em que os sinais são transmitidos.

1. **Sinalização parácrina**: aqui uma molécula libertada por uma célula actua sobre as células-alvo vizinhas, por exemplo, a ação dos neurotransmissores no transporte de sinais entre as células nervosas e a sinapse.
2. **Sinalização sináptica**: A sinalização sináptica é semelhante à sinalização parácrina, mas existe uma estrutura especial chamada sinapse entre a célula que origina e a célula que recebe o sinal. A sinalização sináptica só ocorre entre células com a sinapse; por exemplo, entre um neurónio e o músculo que é controlado pela atividade neural.
3. **Sinalização endócrina**: Neste caso, as moléculas de sinalização são segregadas por células endócrinas especiais e transportadas através da circulação para atuar em

células-alvo em locais distantes do corpo. Por exemplo, o esteroide estrogénio, produzido pelo ovário, estimula o desenvolvimento e mantém o sistema reprodutor feminino

4. Sinalização autócrina: As células respondem aqui às moléculas de sinalização presentes nelas próprias. Exemplo: a resposta das células dos vertebrados aos antigénios estranhos.

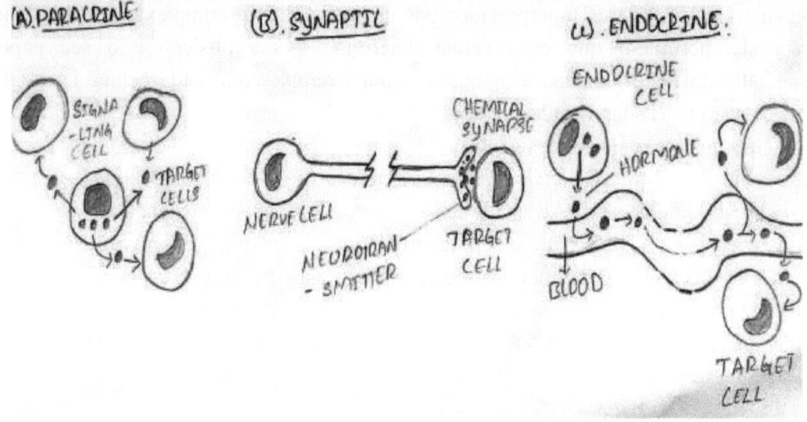

Comunicação extracelular, mensageiros e seus receptores

Uma grande variedade de moléculas pode funcionar como transportadores extracelulares de informação. Estas incluem aminoácidos e derivados de aminoácidos. Exemplos incluem o glutamato, a glicina, a acetilcolina, a epinefrina, a dopamina e a hormona da tiroide. Estas moléculas actuam como neurotransmissores e hormonas. Gases, como o NO e o CO. Esteróides, que são derivados do colesterol. As hormonas esteróides regulam a diferenciação sexual, a gravidez, o metabolismo dos hidratos de carbono e a excreção de iões de sódio e potássio. Eicosanóides, uma grande variedade de polipéptidos e proteínas.

GPCR

As moléculas de sinalização extracelular são normalmente, mas nem sempre, reconhecidas por receptores específicos que estão presentes na superfície da célula que responde. Os receptores ligam-se às suas moléculas sinalizadoras com elevada afinidade e traduzem esta interação na superfície exterior da célula em alterações que ocorrem no interior da célula. Os receptores que evoluíram para mediar a transdução de sinais Os receptores acoplados à proteína G (GPCR) são uma grande família de receptores que contêm sete hélices transmembranares. Estes receptores traduzem a ligação de moléculas de sinalização extracelular na ativação de proteínas de ligação a GTP. As proteínas de ligação a GTP (ou proteínas G) estão relacionadas com a formação e fusão de vesículas, a dinâmica dos microtúbulos, a síntese de proteínas e o transporte nucleocitoplasmático.

Recetor proteína-tirosina-quinases (RTKs)

Esta classe de receptores evoluiu para traduzir a presença de moléculas mensageiras extracelulares em alterações no interior da célula. A ligação de um ligando extracelular específico a um RTK resulta normalmente na dimerização do recetor seguida de
por ativação do domínio da proteína-quinase do recetor, que está presente na sua região citoplasmática. Após a ativação, estas proteínas cinases fosforilam resíduos de tirosina específicos de proteínas citoplasmáticas substrato, alterando a sua atividade, a sua localização ou a sua capacidade de interagir com outras proteínas dentro da célula.

Canal iónico controlado por ligandos

Canais ligados a ligandos - receptores de superfície celular que se ligam a ligandos extracelulares. A capacidade destas proteínas para conduzir um fluxo de iões através da membrana plasmática é regulada diretamente pela ligação ao ligando. Um fluxo de iões através da membrana pode resultar numa alteração temporária do potencial da membrana, que afectará a atividade de outras proteínas da membrana, por exemplo, os canais dependentes da voltagem. Esta sequência de eventos é a base para a formação de um impulso nervoso. Além disso, o influxo de certos iões, como o cálcio, pode alterar a atividade de determinadas enzimas citoplasmáticas. Um grande grupo de canais ligados a ligandos funciona como receptores de neurotransmissores.

Recetor nuclear / recetor esteroidal

Os receptores de hormonas esteróides funcionam como factores de transcrição regulados por ligandos. As hormonas esteróides difundem-se através da membrana plasmática e ligam-se aos seus receptores, que estão presentes no citoplasma. A ligação da hormona resulta numa alteração conformacional que faz com que o complexo hormona-recetor se desloque para o núcleo e se ligue a elementos presentes nos promotores ou potenciadores dos genes responsivos às hormonas, a interação dá origem a um aumento ou diminuição da taxa de transcrição do gene

5. TISSUES:

Um tecido é um agregado de células semelhantes que desempenham um conjunto específico de funções

Os tecidos são classificados como

- Tecido epitelial,
- Tecido conjuntivo,
- Tecido muscular, e
- Tecido nervoso.

5.1 . TECIDO EPITELIAL

O tecido epitelial, ou epitélio, tem as seguintes caraterísticas gerais

- O epitélio é constituído por células achatadas e bem compactadas que constituem o revestimento interior ou exterior das zonas do corpo. Existe pouco material intercelular.
- O tecido é avascular, ou seja, sem vasos sanguíneos. A troca de nutrientes e

resíduos ocorre através dos tecidos conjuntivos vizinhos por difusão.

- A superfície superior do epitélio está livre, ou exposta ao exterior do corpo ou a uma cavidade interna do corpo. A superfície basal assenta sobre tecido conjuntivo. Entre o epitélio e o tecido conjuntivo forma-se uma fina camada extracelular denominada *membrana basal*.

Existem dois tipos de tecidos epiteliais:

- O epitélio de cobertura e de revestimento cobre as superfícies exteriores do corpo e reveste os órgãos internos.
- O epitélio glandular segrega hormonas ou outros produtos.

Epitélio que cobre ou reveste

Os tecidos epiteliais que cobrem ou revestem as superfícies são classificados pela forma das células e pelo número de camadas celulares. Os termos seguintes são utilizados para descrever estas caraterísticas.

Forma da célula:

As células escamosas são planas. O núcleo, localizado perto da superfície superior, dá a estas células o aspeto de um ovo estrelado.

As células cuboidais têm forma de cubo ou hexágono com um núcleo central redondo. Estas células produzem secreções (suor, por exemplo) ou absorvem substâncias como os alimentos digeridos.

As células colunares são altas e têm um núcleo oval junto à membrana basal. Estas células espessas servem para proteger os tecidos subjacentes ou podem funcionar para absorver substâncias. Algumas têm microvilosidades, extensões minúsculas da superfície, para aumentar a área de superfície para absorção de substâncias, enquanto outras podem ter cílios que ajudam a mover substâncias sobre a sua superfície (como o muco através do trato respiratório).

As células de transição variam de células planas a células altas que podem estender-se ou comprimir-se em resposta ao movimento do corpo.

Número de camadas de células:

O epitélio simples descreve uma única camada de células.

O epitélio estratificado descreve o epitélio constituído por várias camadas.

❖ *O epitélio pseudo-estratificado* descreve uma única camada de células de diferentes tamanhos, dando a aparência de ser multicamada.

Os nomes dos tecidos epiteliais incluem uma descrição tanto da sua forma como do número de camadas celulares. A presença de cílios também pode ser identificada nos seus nomes. Por exemplo, o epitélio escamoso simples descreve um epitélio constituído por uma única camada de células planas. O epitélio pseudoestratificado colunar ciliado descreve uma única camada de células altas e ciliadas de mais de um tamanho.

O epitélio estratificado recebe o nome da forma da camada celular mais externa. Assim, o epitélio escamoso estratificado tem camadas mais exteriores de células escamosas, apesar de algumas camadas interiores serem constituídas por células cuboidais ou colunares.

Epitélio glandular

O epitélio glandular forma dois tipos de glândulas:

As glândulas endócrinas segregam **hormonas** diretamente na corrente sanguínea. Por exemplo, a glândula tiroide segrega a hormona tiroxina para a corrente sanguínea, onde é distribuída por todo o corpo, estimulando um aumento da taxa metabólica das células do corpo.

As glândulas exócrinas segregam as suas substâncias em tubos, ou ductos, que transportam as secreções para a superfície epitelial. Exemplos de secreções incluem o suor, a saliva, o leite, o ácido gástrico e as enzimas digestivas. As glândulas exócrinas são classificadas de acordo com a sua estrutura:

I. Unicelular ou multicelular descreve uma glândula unicelular ou uma glândula constituída por muitas células, respetivamente. Uma glândula multicelular é constituída por um grupo de células secretoras e por um ducto através do qual as secreções passam à saída da glândula.

II. Ramificado refere-se à disposição ramificada das células secretoras na glândula.

❖ Simples ou composto refere-se ao facto de o ducto da glândula (não a porção secretora) se ramificar ou não, respetivamente.

❖ Tubular descreve uma glândula cujas células secretoras formam um tubo, enquanto alveolar (ou acinar) descreve células secretoras que formam um saco semelhante a um bolbo.

As glândulas exócrinas também são classificadas
de acordo com a sua função:

Nas glândulas merócrinas, as secreções atravessam as membranas celulares das células secretoras (exocitose). Por exemplo, as células caliciformes da traqueia libertam muco por exocitose.

Nas glândulas apócrinas, uma porção da célula que contém secreções é libertada à medida que se separa do resto da célula. Por exemplo, a porção apical das glândulas lactíferas liberta leite desta forma.

Nas glândulas holócrinas, as células secretoras inteiras desintegram-se e são libertadas juntamente com o seu conteúdo. Por exemplo, as glândulas sebáceas libertam sebo para lubrificar a pele desta forma.

11.2. TECIDO MUSCULAR

O tecido muscular é composto por células que têm a capacidade especial de se encurtar ou contrair para produzir o movimento das partes do corpo. O tecido é altamente celular e está bem irrigado por vasos sanguíneos. As células são longas e delgadas, pelo que são por vezes designadas por fibras musculares, e estão normalmente dispostas em feixes ou camadas rodeadas por tecido conjuntivo. A actina e a miosina são proteínas contrácteis do tecido muscular.

O tecido muscular pode ser classificado em tecido muscular esquelético, tecido muscular liso e tecido muscular cardíaco.

As fibras musculares esqueléticas são cilíndricas, multinucleadas, estriadas e estão sob controlo voluntário. As células musculares lisas são fusiformes, têm um único núcleo localizado centralmente e não apresentam estrias. São chamados músculos involuntários. O músculo cardíaco tem fibras ramificadas, um núcleo por célula, estriações e discos intercalares. A sua contração não está sob controlo voluntário.

Função do músculo:

> **Locomoção:** Uma das funções mais óbvias do tecido muscular é a locomoção. Quando os músculos se contraem, as fibras puxam ou relaxam os ossos a que estão ligados, provocando assim a locomoção.

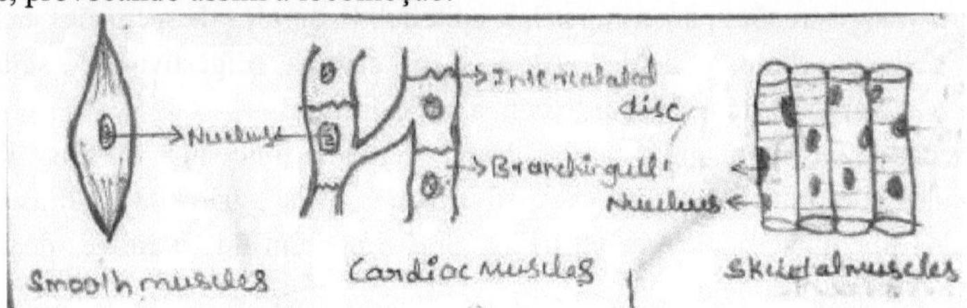

> **A contração muscular** é também o principal meio de movimentação da linfa no vaso linfático. A circulação e o retorno do sangue venoso também dependem em parte da contração muscular.

> **Produção de calor:** A contração dos músculos produz calor, o que mantém o corpo quente durante os meses frios de inverno. A produção de calor é também uma indicação de atividade metabólica ativa no tecido muscular.

> O músculo fornece a **estrutura** para o corpo, para além de manter a postura e as articulações flexíveis.

TIPOS DE MÚSCULOS:

Existem três tipos de tecidos musculares: esquelético, cardíaco e liso:

Músculo esquelético: multinucleado, estriado; ligado aos ossos, produz locomoção, apoio geral e postura; produz calor. A contração é voluntária e não é mantida durante muito tempo.

Músculo cardíaco: encontra-se apenas no coração e é responsável pela contração do tecido cardíaco e pela distribuição do sangue. É estriado, contém unidades individuais chamadas discos intercalares e funciona espontaneamente sem se cansar.

Músculo liso: tecido anucleado, não estriado, mas semelhante ao tecido cardíaco no que respeita à espontaneidade funcional e à contração prolongada. Encontra-se no revestimento dos vasos sanguíneos, na bexiga urinária, nos rins, no esófago e no intestino delgado.

11.3. TECIDO NERVOSO:

Tecido nervoso é o termo usado para designar os grupos de células organizadas no sistema nervoso, que é o sistema de órgãos que controla os movimentos do corpo, envia e transporta sinais de e para as diferentes partes do corpo e tem um papel no controlo das funções corporais, como a digestão. O tecido nervoso está agrupado em duas categorias principais: neurónios e neuroglia. Os neurónios, ou nervos, transmitem impulsos eléctricos, enquanto a neuroglia não os transmite; a neuroglia tem muitas outras funções, incluindo apoiar e proteger os neurónios.

Função do tecido nervoso

O tecido nervoso constitui o sistema nervoso. O sistema nervoso está subdividido de várias formas que se sobrepõem. O sistema nervoso central (SNC) é composto pelo cérebro e pela espinal medula, que coordena a informação de todas as áreas do corpo e envia impulsos nervosos que controlam todos os movimentos corporais. O sistema nervoso periférico (SNP) é constituído por nervos periféricos que se ramificam por todo o corpo. Liga o SNC ao resto do corpo e é diretamente responsável pelo controlo dos movimentos de partes específicas do corpo; por exemplo, imediatamente antes do movimento do braço, o SNC envia impulsos nervosos para os nervos do SNP no braço, o que faz com que o braço se mova.

Outra subdivisão do sistema nervoso é o sistema nervoso simpático (SNS) e o sistema nervoso parassimpático (SNPS). O SNS é ativado para estimular uma resposta de luta ou fuga num organismo quando esse organismo se depara com uma ameaça e tem de decidir se deve lutar ou fugir dela. Os nervos do SNS têm efeitos diversos em diferentes partes do corpo. A ativação do SNS provoca a dilatação das pupilas dos olhos, inibe a digestão, aumenta a secreção de suor e aumenta o ritmo cardíaco. Por outro lado, o SNPS é ativado durante os momentos de "descanso e digestão", quando o organismo não está perante uma ameaça imediata. Os nervos do SNPS trabalham para estimular actividades que podem ocorrer em repouso, como a digestão, a excreção de resíduos e a excitação sexual, e também diminuem a frequência cardíaca.

O sistema nervoso entérico (ENS) controla o trato gastrointestinal (trato digestivo). Esta divisão do sistema nervoso, juntamente com o SNS e o SNPS, são coletivamente referidos como o sistema nervoso autónomo (SNA). O SNA regula as actividades que são realizadas inconscientemente; não temos de pensar em digerir os alimentos para que isso aconteça, por exemplo. Em contrapartida, o sistema nervoso somático (SNS) controla os movimentos voluntários do corpo. É constituído por nervos aferentes e eferentes que enviam sinais de e para o SNC, provocando a contração voluntária dos músculos.

Tipos de tecido nervoso

Neurónios: Os neurónios são células que podem transmitir sinais chamados impulsos nervosos, ou potenciais de ação. Um potencial de ação é uma subida e descida rápida do potencial elétrico da membrana do neurónio, que transmite sinais de um neurónio para o outro. Estes são os diferentes tipos de neurónios:

- Os neurónios sensoriais, ou aferentes, transmitem informações do SNP para o SNC; diferentes tipos de neurónios sensoriais podem detetar a temperatura, a pressão e a luz.
- Os neurónios motores, ou eferentes, enviam sinais do SNC para o SNP; estes sinais fornecem informações aos neurónios sensoriais para lhes "dizer" o que fazer (por exemplo, iniciar o movimento muscular).
- Os interneurónios ligam os neurónios sensoriais e motores ao cérebro e à medula

espinal; actuam como conectores para formar circuitos neurais e estão envolvidos em acções reflexas e em funções cerebrais superiores, como a tomada de decisões. Embora os neurónios possam ser especializados e tenham um aspeto muito diferente uns dos outros, cada um tem componentes em comum. Cada neurónio tem um soma, ou corpo celular, que contém o núcleo. Os dendritos, projecções semelhantes a dedos que recebem impulsos nervosos, ramificam-se a partir do soma. O axónio é uma projeção maior que se ramifica a partir do soma. Os impulsos nervosos percorrem o axónio sob a forma de um potencial de ação. O axónio divide-se em terminais axonais, que se ramificam para outros neurónios. Os neurotransmissores são libertados das extremidades dos terminais axonais, que atravessam a fenda sináptica para alcançar receptores nos dendritos de outros neurónios. Desta forma, os neurónios comunicam entre si e podem enviar sinais que chegam a muitos outros neurónios.

Neuroglia

A neuroglia, ou células gliais, são células que suportam os neurónios, fornecem-lhes nutrientes e eliminam as células mortas e os agentes patogénicos, como as bactérias. Também formam um isolamento entre os neurónios, para que os sinais eléctricos não se cruzem, e podem também ajudar na formação de ligações sinápticas entre os neurónios. Existem vários tipos de neuroglia:

> As células astrogliais, também chamadas astrócitos, são células em forma de estrela encontradas no cérebro e na medula espinhal. Fornecem nutrientes aos neurónios, mantêm o equilíbrio iónico e removem o excesso de neurotransmissores desnecessários da fenda sináptica.

> As células ependimárias também são encontradas no SNC. Existem dois tipos de células ependimárias. As células ependimárias não ciliadas formam o líquido cefalorraquidiano, enquanto as células ependimárias ciliadas ajudam o líquido cefalorraquidiano a circular. O líquido cefalorraquidiano amortece o cérebro e a medula espinhal.

> Os oligodendrócitos encontram-se no SNC e fornecem suporte físico aos neurónios. Formam uma bainha de mielina à volta de alguns neurónios do SNC. A bainha de mielina é uma substância gordurosa que envolve os axónios de alguns neurónios e proporciona isolamento elétrico.

> As células de Schwann também formam bainhas de mielina à volta de alguns neurónios, mas só se encontram no SNP. Os neurónios que são mielinizados podem conduzir impulsos eléctricos mais rapidamente do que os neurónios não mielinizados.

> As células microgliais, ou micróglia, são pequenas células macrofágicas do SNC que protegem contra as doenças, engolindo os agentes patogénicos através da fagocitose ("ingestão de células"). Podem também destruir neurónios infectados e promover o crescimento de neurónios. Todos os outros tipos de neuroglia acima referidos são maiores e designados coletivamente por microglia.

11.4. TECIDO CONJUNTIVO:

Os tecidos conjuntivos são formados pela mesoderme do embrião. O tecido conjuntivo é o tecido mais abundante e amplamente distribuído do corpo. Liga diferentes tecidos ou órgãos e fornece suporte a várias estruturas do corpo animal.

Caraterísticas dos tecidos conjuntivos:

O tecido conjuntivo é constituído por células vivas e por uma matriz extracelular. A matriz extracelular tem uma substância fundamental quase amorfa que é constituída por glicoproteínas com mucopolissacáridos associados. A substância fundamental da matriz extracelular pode ser líquida, gel ou sólida. Os tecidos conjuntivos ligam e dão suporte a várias estruturas. Desenvolvem-se a partir do mesoderma embrionário.

Componentes básicos dos tecidos conjuntivos:

Nos tecidos conjuntivos estão presentes três componentes. Estes são a matriz, as células e as fibras.

(i) **Matriz (substância triturada):**

Trata-se principalmente de uma mistura de hidratos de carbono e proteínas. Estes foram identificados como várias formas de mucopolissacáridos. A substância fundamental mucopolissacarídea mais comum é o ácido hialurónico.

(ii) **Células do tecido conjuntivo:**

As células são de diferentes tipos:

a. Os fibroblastos produzem fibras e matriz,

b. As células adiposas (= adipócitos ou lipócitos) armazenam gordura.

c. As células plasmáticas (= Plasmatócitos) sintetizam anticorpos. As células plasmáticas são também designadas por "células em roda de carroça" porque a cromatina fina no núcleo forma quatro ou cinco aglomerados, dando ao núcleo uma semelhança com uma roda de carroça,

d. Os mastócitos (= mastócitos) produzem histamina, heparina e serotonina. Os mastócitos estão relacionados com os basófilos do sangue. A histamina dilata as paredes dos vasos sanguíneos em reacções inflamatórias e alérgicas, enquanto a heparina controla a coagulação do sangue (anticoagulante) no interior dos vasos sanguíneos. A serotonina actua como vasoconstritor para parar a hemorragia e aumentar a pressão arterial,

e. Os macrófagos (= Histocitos ou Clasmatócitos) ingerem detritos celulares, bactérias e matérias estranhas. Os macrófagos são derivados dos monócitos,

f. Os linfócitos ingerem detritos celulares, bactérias e matérias estranhas,

g. As células mesenquimatosas dão origem a vários tipos de células do tecido conjuntivo,

h. Os cromatóforos (células pigmentares) encontram-se na derme da pele, onde conferem cor ao animal,

i. Células reticulares. Formam o tecido reticular e são de natureza fagocítica.

Fibras do tecido conjuntivo:

Estes são de três tipos:

- As fibras colagénicas ou de colagénio (fibras brancas) são constituídas por proteínas de colagénio. Quando fervido em água, o colagénio transforma-se em gelatina. Estas fibras encontram-se em feixes, não são ramificadas e não são elásticas,

- As fibras elásticas (fibras amarelas) são formadas por uma proteína chamada elastina. Estas fibras são ramificadas e elásticas,
- Fibras reticulares. Estas fibras são delicadas, ramificadas e pouco elásticas.
- São constituídos pela proteína reticulina. Formam sempre uma rede.

Funções dos tecidos conjuntivos:

a) Anexo,
b) Armazenamento,
c) Apoio,
d) Transporte,
e) Defesa e recolha de lixo,
f) Almofadas à prova de choque,
g) Formação
h) de corpúsculos sanguíneos,
i) Material de embalagem e reparação.

CAPÍTULO II

1. A PELE

A pele é muito mais do que o simples revestimento exterior dos seres humanos; é um órgão tal como o coração, o pulmão ou o fígado. Para além de fornecer uma camada de proteção contra agentes patogénicos, abrasões físicas e radiação solar, a pele desempenha muitas funções. Desempenha um papel vital na homeostase, mantendo uma temperatura corporal constante através do ato de suar ou tremer e tornando-o consciente dos estímulos externos através da informação percebida pelos receptores tácteis localizados no sistema tegumentar A pele, ou tegumento, é considerada um órgão porque é constituída pelos quatro tipos de tecido. A pele também é composta por órgãos acessórios, como glândulas, pêlos e unhas, constituindo assim o sistema tegumentar.

Estrutura da pele:

A pele é o maior órgão do corpo. A sua espessura não é uniforme. Em alguns sítios é espessa e em outros

Nalguns locais é fina. A espessura média da pele é de cerca de 1 a 2 mm. Na planta do pé

No pé, na palma da mão e na região interescapular, é consideravelmente espessa, medindo cerca de 5 mm. Noutras zonas do corpo, a pele é fina. É mais fina sobre as pálpebras, medindo apenas cerca de 0,5 mm. Camadas da pele: a pele é constituída por duas camadas:

1. Epiderme externa.
2. Derme interna.

1. <u>Epiderme exterior:</u>

A epiderme é composta por camadas; a maioria das partes do corpo tem quatro camadas, mas as que têm a

A pele mais espessa tem cinco camadas:

1. Estrato córneo (camada córnea);
2. Stratum lucidum (só se encontra na pele espessa - ou seja, nas palmas das mãos, nas plantas dos pés e nos dígitos);
3. Stratum granulosum (camada granular);
4. Estrato espinhoso (camada de células espinhosas);
5. Estrato basal (camada germinativa).

2. <u>Derme interna.</u>

A derme divide-se numa região papilar e numa região reticular. A região papilar é uma pequena

Região; é constituída por tecido conjuntivo areolar, com fibras elásticas. Existem estruturas semelhantes a dedos, denominadas papilas dérmicas, localizadas na região papilar. Os corpúsculos de Meissner (receptores do tato) estão presentes nas papilas dérmicas. A região reticular é a maior região da derme. É constituída por tecido conjuntivo denso e irregular (fibroblastos, fibras de colagénio e fibras elásticas). Está presente um pouco de tecido adiposo, folículos pilosos, nervos, glândulas sebáceas, glândulas sudoríparas, músculos arrector Pilli, etc.

Funções da pele:

1. Função de proteção: A pele forma o revestimento de todos os órgãos do corpo e protege-os dos seguintes factores

i. Bactérias e substâncias tóxicas

ii. Golpe mecânico

iii. Raios ultravioleta

2. Função sensorial: A pele é considerada como o maior órgão sensorial do corpo. Tem muitas terminações nervosas, que formam os receptores cutâneos especializados. Estes receptores são estimulados por sensações de tato, dor, pressão ou sensação de temperatura e transmitem estas sensações ao cérebro através de nervos aferentes. Ao nível do cérebro, ocorre a perceção de diferentes sensações.

3. Função de armazenamento: A pele armazena gordura, água, cloreto e açúcar. Armazena sangue através da dilatação dos vasos sanguíneos cutâneos.

4. Função sintética: A vitamina d, é sintetizada na pele pela ação dos raios violetas da luz solar sobre o colesterol.

5. Regulação da temperatura corporal: A termorregulação é a regulação homeostática da temperatura.

6. Regulação do equilíbrio da água e dos electrólitos: A pele regula o equilíbrio da água e dos electrólitos, excretando água e sais através do suor.

7. Função excretora: A pele excreta pequenas quantidades de resíduos como ureia, sais e substâncias gordas.

8. Função de absorção: A pele absorve substâncias lipossolúveis e algumas pomadas.

9. Função secretora: A pele segrega suor através das glândulas sudoríparas e sebo através das glândulas sebáceas. Ao segregar o suor, a pele regula a temperatura corporal e o equilíbrio hídrico. O sebo mantém a pele suave e húmida.

2. CABELO:

O pelo é um componente do sistema tegumentar e estende-se para baixo, para a camada dérmica, onde se situa no folículo piloso. A presença de pelo é um elemento diferenciador primário dos mamíferos como uma classe única de organismos. Nos seres humanos, é um indicador apreciado e altamente visível de saúde, juventude e até de classe. Tem uma função sensorial, protege do frio e da radiação UV e pode ter um impacto psicológico significativo quando o seu crescimento ou estrutura são alterados.

O folículo é a estrutura primária a partir da qual o cabelo pode crescer. A disposição histológica do folículo divide-se em bainhas radiculares externas e internas.

A bainha externa da raiz (ORS) tem sido reconhecida como uma fonte pronta de células estaminais multipotentes que se diferenciam em vários tipos de células, incluindo melanócitos e queratinócitos. Mais especificamente, pensa-se que estas células estaminais residem numa área de protuberância distinta localizada entre a inserção do músculo arrector pili e a abertura ductal da glândula sebácea.

3. UNHAS

As unhas protegem as pontas dos dedos, aumentam a sensibilidade e permitem agarrar pequenos objectos. O leito ungueal subjacente faz parte da matriz da unha que contém vasos sanguíneos, nervos e melanócitos e tem cristas de rete paralelas. A placa ungueal é formada por queratinócitos da matriz. As unhas crescem a uma taxa média de 0,1 mm por dia, duas a três vezes mais depressa do que a taxa de crescimento das unhas dos pés. Devido à lenta taxa de crescimento, as unhas dos pés podem fornecer informações sobre exposição a tóxicos ou doenças de muitos meses no passado. Por exemplo, o envenenamento por arsénico pode causar uma hipopigmentação horizontal em todas as placas ungueais, conhecida como linhas de Mees.

4. SISTEMA ESQUELÉTICO HUMANO:

O sistema esquelético é o sistema de ossos, cartilagens associadas e articulações do corpo humano. Em conjunto, estas estruturas formam o esqueleto humano. O esqueleto pode ser definido como a estrutura rígida do corpo humano em torno da qual todo o corpo é construído. Quase todas as partes duras do corpo humano são componentes do sistema esquelético humano. As articulações são muito importantes porque fazem com que o esqueleto duro e rígido permita diferentes tipos de movimentos em diferentes locais. Se o esqueleto não tivesse articulações, não haveria movimento e o significado do corpo humano não seria mais do que uma pedra.

Componentes do esqueleto humano: O esqueleto humano é composto por três componentes principais: ossos, cartilagens associadas e articulações.

Ossos: O osso é uma forma resistente e rígida de tecido conjuntivo. É o órgão de suporte de peso do corpo humano e é responsável por quase toda a força do esqueleto humano.

Cartilagens: A cartilagem é também uma forma de tecido conjuntivo, mas não é tão dura e rígida como o osso. A principal diferença entre a cartilagem e o osso é o fator de mineralização. Os ossos são altamente mineralizados com sais de cálcio, enquanto as cartilagens não o são.

Divisões do esqueleto humano:

Os ossos do sistema esquelético dividem-se em dois tipos;

1) Esqueleto axial e
2) Esqueleto apendicular

5. O esqueleto axial:

É constituído por 1) crânio e 2) coluna vertebral 3) esterno 4) costelas. Em conjunto, os ossos que formam estas estruturas constituem o núcleo ósseo central do corpo, o eixo.

5.1. O CÉU:

Divide-se em duas partes, o crânio e a face

a) **Crânio:** É formado por um conjunto de ossos planos e irregulares que protegem os ossos do cérebro. Os ossos do crânio são: 1 Osso frontal (1), Osso occipital(1), Osso parietal(2), Osso esfenoidal(1),Osso temporal(2) Osso etmoidal(1).

O osso frontal: Este osso é o osso da testa. Está envolvido na formação das cavidades orbitais e das cristas proeminentes acima dos olhos. Estas cristas rugosas fixam os músculos. Estes músculos levantam as sobrancelhas.

A articulação formada entre o osso frontal e os ossos parietais é designada por sutura coronal

Os ossos parietais: São em número de dois e formam os lados e o teto do crânio. Articulam-se entre si na sutura sagital. Une-se ao osso frontal na sutura coronal e ao osso occipital na sutura lambdoidal, enquanto o osso temporal se une na sutura escamosa.

A superfície interna do osso é côncava. É sulcada pelo cérebro e pelos vasos sanguíneos

O osso temporal: Os ossos temporais encontram-se de cada lado da cabeça. Formam articulações imóveis com os ossos parietal, occipital, esfenoidal e zigomático.

O osso occipital: forma a parte de trás da cabeça. Forma também a parte da base do crânio. Está envolvido nas articulações imóveis com os ossos parietal, temporal e esfenoidal.

A superfície interna do osso occipital é côncava. A concavidade é ocupada pelos lobos do cérebro e do cerebelo.

b) **Ossos da face:** O esqueleto da face é formado por 13 ossos. São eles: zigomático (2), conchas inferiores (2), vômer (1), maxila (1), mandíbula (1), palatino (1), nasal (2) e lacrimal (1).

Ossos zigomáticos ou da face: Forma a bochecha e parte do assoalho e das paredes laterais da cavidade orbital. Forma o arco zigomático por articulação com o processo zigomático do osso temporal.

Maxila: Tem origem em dois ossos, mas funde-se após o nascimento. Forma o maxilar superior, a parte anterior do céu da boca e parte do pavimento das cavidades orbitais. A crista alveolar projecta-se para baixo e aproxima-se dos dentes superiores.

Osso nasal: trata-se de dois pequenos ossos. Este osso forma as superfícies laterais e superiores das pontes do nariz. Articulam-se medialmente.

Ossos lacrimais: Os ossos lacrimais situam-se numa posição posterior e lateral aos ossos nasais.

Estes são em número de 2. Os ossos lacrimais fazem parte das paredes mediais das cavidades orbitais.

O vómer: É um osso fino e achatado. Estende-se para cima a partir do meio do palato duro para separar as duas cavidades nasais. Articula-se com o osso etmoide.

Ossos palatinos: Os ossos palatinos são ossos em forma de L. Estes ossos unem-se horizontalmente para formar a parte posterior do palato duro. As extremidades superiores do osso formam a parte da cavidade nasal.

Osso turbinado: ou conchas inferiores

São em número de 2 e têm forma de rolo. Forma a parte lateral da cavidade nasal. As conchas superior e média são as partes do osso etmoidal.

Mandíbula: é o maior e mais forte osso do corpo. É o osso móvel do crânio. Tem origem em duas partes idênticas e estas partes unem-se na linha média.

Função do crânio:

c) Protege os tecidos delicados do cérebro

d) As órbitas ósseas conferem ao olho alguma projeção contra lesões c. Os ossos temporais protegem as estruturas delicadas do ouvido.

5.2. COLUNA VERTEBRAL:

1. Existem 26 ossos na coluna vertebral.
2. 24 vértebras separadas descem a partir do osso occipital do crânio. A seguir, o sacro é formado por cinco vértebras fundidas e, por último, o cóccix 1 é formado por 3-5 pequenas vértebras fundidas.

Os 24 ossos que formam a coluna vertebral são:

Ossos cervicais: 07, ossos torácicos: 12 e ossos lombares: 05

Vértebra cervical: Cada processo transversal apresenta um forame através do qual uma vértebra passa para cima, para o cérebro. Os processos espinhosos de cada vértebra cervical são bífidos nas extremidades, permitindo a fixação de músculos e ligamentos. Os corpos das vértebras cervicais são pequenos, enquanto as vértebras são pequenas e os forames vertebrais são grandes.

As duas primeiras vértebras cervicais são:

i) **Atlas:** consiste simplesmente num anel de osso com dois processos transversos curtos. A parte anterior é ocupada pelo processo odontoide do eixo, que representa o corpo do atlas. A parte posterior do anel é o verdadeiro forame vertebral e é ocupada pela medula espinal.

A superfície superior do osso apresenta 2 facetas articulares. Estas facetas formam uma articulação com os dois côndilos do osso occipital do crânio. Esta articulação é responsável pelos movimentos de inclinação da cabeça.

l) **O eixo:** é a segunda vértebra cervical. O corpo do eixo é pequeno. Apresenta um processo que se projecta para cima, chamado dente, e tem o aspeto de um dente. Este processo articula-se com a primeira vértebra cervical. Esta articulação permite a rotação - virar a cabeça de um lado para o outro.

A vértebra torácica: Neste tipo, os processos espinhosos são longos. Estes processos apontam para baixo, sobrepondo-se parcialmente uns aos outros. Estas vértebras apresentam duas meias facetas em cada superfície lateral de cada processo transverso para articulação com a costela.

Neste tipo, os processos espinhosos são longos. Estes processos apontam para baixo, sobrepondo-se parcialmente uns aos outros. Estas vértebras apresentam duas meias facetas em cada superfície lateral de cada processo transverso para articulação com a costela.

A vértebra lombar: Estas vértebras apresentam o corpo maior e os forames vertebrais mais pequenos. Neste tipo de vértebras, os processos espinhosos são curtos, planos e projectam-se para trás O sacro: O sacro é constituído por vértebras rudimentares fundidas para formar um osso em forma de cunha com uma superfície anterior côncava. A parte superior ou a base do osso articula-se com a quinta vértebra lombar. De cada lado, articula-se com o ílio, formando uma articulação sarcoilíaca. Na sua extremidade anterior, articula-se com o cóccix. Os corpos das vértebras individuais podem ser distinguidos.

SACRUM, COCCYX

O cóccix apresenta quatro vértebras terminais fundidas entre si, formando um osso triangular muito pequeno. A base larga do osso articula-se com a ponta do scarum.

A caixa torácica:

Os vários ossos que formam o tórax são

Esterno: 01, costelas: 12 pares, Vértebras torácicas: 12

O esterno/osso do peito:

Trata-se de um osso plano. Pode ser sentido mesmo por baixo da pele, a meio da parte da frente do peito. Tem cerca de 15 cm de comprimento. Tem o aspeto de um punhal.

É descrito em 3 partes:

O manúbrio: É a parte mais superior. Apresenta duas facetas articulares na sua face lateral para se articular com as clavículas e formar a articulação esternoclavicular. Os dois primeiros pares de costelas articulam-se com o manúbrio logo abaixo da articulação esternoclavicular.

O corpo: A porção média apresenta facetas nos seus bordos laterais para a fixação das costelas.

O processo xifoide: É a ponta do osso. Dá fixação ao diafragma e aos músculos do osso. Fixa o diafragma e os músculos da parede abdominal anterior.

As costelas: são 12 pares de costelas. Estas formam as paredes laterais ósseas da caixa torácica. As primeiras sete são descritas como costelas verdadeiras, uma vez que as suas extremidades anteriores estão diretamente ligadas ao esterno. Os dois últimos pares são designados por costelas flutuantes, uma vez que não têm qualquer fixação anterior.

Os doze pares de costelas articulam-se posteriormente com as vértebras torácicas.

Função da coluna vertebral:

a. Protege a medula espinal

b. As vértebras adjacentes formam uma abertura que protege os nervos espinais à medida que passam da medula espinal. Nas regiões torácicas, as costelas articulam-se com os vertebrados formando juntas.

6. ESQUELETO APENDICULAR:

6.1. ESQUELETO DO MEMBRO SUPERIOR:

A) ***A escápula ou o membro do ombro***:

Aspeto e situação: Trata-se de um osso plano de forma triangular. Situa-se na face póstero-lateral do tórax, contra a segunda a sétima costela; o seu eixo longo é vertical.

O corpo da omoplata apresenta duas superfícies

i) Superfície costal côncava e marcada por cristas e superfície dorsal com 2 partes - pequena fossa supra-espinhosa superior e zona inferior formando a fossa infra-espinhosa.

ii) A espinha dorsal da omoplata é uma projeção triangular do osso a partir da dorsal e em ângulo reto a partir da extremidade lateral da espinha, marcada por uma pequena faceta oval para articulação com a extremidade acromial da clavícula, formando a articulação acromioclavicular.

iii) Projetando-se para a frente a partir da borda superior do osso está o processo coracoide que dá fixação aos músculos e ligamentos.

a) Clavícula (clavícula)

Aspeto e situação: é um osso que se situa horizontalmente à frente da raiz do pescoço e liga a omoplata ao esterno.

Funções:

1. A clavícula mantém o ombro afastado do tronco, permitindo assim que o membro superior se desloque para fora do tronco
2. A força exercida pelo membro superior é transmitida ao tronco pela clavícula através do ligamento corcoclavicular.

b) O úmero:

Aspeto e situação: É o maior e mais longo osso da extremidade superior.

Caraterísticas:

Apresenta uma extremidade proximal, um eixo e uma extremidade distal. A extremidade proximal é constituída por cabeça, colo, tubérculo maior e tubérculos menores. A cabeça é globosa, articular e coberta por cartilagem hialina. Articula-se com a cavidade glanóide da omoplata e forma a articulação do ombro. O colo é uma parte ligeiramente contraída e distal à cabeça. Entre o colo e a haste existem duas projecções rugosas do osso - o tubérculo maior e o tubérculo menor. Entre estes dois tubérculos, existe um sulco profundo, definido como sulco intertubercular, que permite a fixação de músculos e ligamentos

A haste do osso é cilíndrica e apresenta três bordos e três lados. O eixo torna-se achatado nas suas superfícies anterior e posterior em direção à extremidade distal. A extremidade distal do osso apresenta duas superfícies articulares, o capitulo arredondado situado lateralmente e a tróclea retangular medialmente. Na face anterior do osso e imediatamente acima das superfícies articulares existe uma fossa profunda denominada fossa do olécrano e a fossa correspondente na face posterior existe uma fossa profunda denominada fossa do olécrano e a fossa correspondente na face posterior é a fossa do olécrano.

c) O cúbito:

Aspeto e caraterísticas: Trata-se de um osso do antebraço que se situa medialmente ao rádio. É um osso longo. Apresenta uma extremidade proximal, um eixo e uma extremidade distal. A extremidade proximal é espessa e tem o aspeto de um gancho com concavidade para a frente. É constituído por dois processos denominados ad olecranon e coronoid e duas áreas articulares denominadas entalhes troclear e radial. O processo olecraniano forma a ponta do cotovelo e insere-se na fossa olecraniana do úmero quando o braço está direito. O processo coronoide insere-se na fossa coronoide quando o braço está fletido. Com a incisura radial, a cabeça do rádio articula-se para formar a articulação radioulnar. A haste do osso tem uma forma triangular e é rugosa para a fixação dos músculos. A extremidade distal está separada da articulação do pulso por uma almofada de fibrocartilagem branca. Na face lateral existe uma superfície lisa para articulação com o rádio na articulação radioulnar distal. Apresenta um processo estiloide que se projecta da sua face posterior e que permite a fixação de ligamentos.

d) O raio:

Aspeto e situação: É o osso lateral do antebraço.

Caraterísticas: Apresenta extremidade superior, eixo e extremidade distal. A extremidade superior inclui a cabeça, o colo e a tuberosidade. A cabeça é em forma de taça que se articula com o capitulo do úmero formando a parte úmero-radial da articulação do cotovelo. O colo é a parte contraída imediatamente abaixo da cabeça. A tuberosidade é a porção ou projeção abaixo do lado medial do colo. Dá origem a fixações angulares e é rugosa medialmente. A extremidade distal do osso é expandida.

Articula-se com os ossos do carpelo para formar as articulações radioulnares distais. Na sua face lateral, apresenta um processo estiloide que permite a fixação de ligamentos e músculos.

e) Os ossos do carpelo ou ossos do pulso:

Aspeto e situação: os ossos carpelares são em número de 8 e estão dispostos em duas filas de quatro

i) Escafoide, semilunar, triquetral, pisiforme

ii) A linha distal é constituída por lateral a medial.

Ossos - pulso, mão, dedos

Caraterísticas: Trapézio, trapézio, capitato e hamato. Estes ossos estão intimamente ligados entre si e mantidos em posição por ligamentos que permitem um certo grau de movimento. A fileira proximal está associada à articulação do pulso, enquanto a fileira distal forma uma articulação com os ossos metacarpianos. Estes ossos estão ligados aos músculos curtos da mão, que movimentam os dedos, e aos músculos do antebraço, que movimentam a articulação do pulso .

g) Os ossos metacarpianos (ossos da mão)

Aspeto e situação: são em número de cinco e constituem a estrutura da palma da mão. São ossos longos e delgados, cujas extremidades proximais se articulam com os ossos carpelos e a extremidade distal com as falanges.

h) As falanges (ossos dos dedos): existem 14 falanges dispostas de forma a que cada dedo tenha três e o polegar duas. A falange proximal de cada dedo é a maior e articula-se com o metacarpo correspondente numa extremidade e com a falange média na outra extremidade. A falange distal é a mais pequena e forma a ponta do dedo. O polegar, que é o mais curto dos dedos, tem apenas duas falanges

6.2. ESQUELETO DO MEMBRO INFERIOR:

A cintura pélvica e o membro inferior: os ossos que constituem a cintura pélvica ou bacia são: 2 ossos inominados e 1 sacro. Os ossos que constituem o membro inferior são

Fémur-1, tíbia-1, fíbula-1, rótula-1, ossos do tarso-7, ossos do metatarso-5 e falanges-14.

O osso inominado ou da anca:

Aspeto e situação: Trata-se de um osso irregular, apertado no meio e alargado em cima e em baixo. *Os dois ossos da bacia, juntamente com o sacro e o cóccix, formam a bacia óssea*

Caraterísticas: O osso da anca é composto por 3 patas:

a) Ílio: É uma placa achatada acima do acetábulo. O bordo superior é designado por crista ad ilíaca

b) Ísquio: É a parte abaixo e atrás do acetábulo e do forame obturador.

c) Púbis: É a parte à frente e abaixo do acetábulo e do forame obturador.

Todos estes três ossos estão fundidos para formar um grande osso irregular. Apresenta uma estrutura oca em forma de taça - o acetábulo. A cabeça esférica do fémur articula-se com o acetábulo e forma a articulação da anca. As superfícies externas do inominado são marcadamente estriadas para a fixação dos músculos

A pélvis:

Aspeto, situação, caraterísticas: É formada pelos ossos inominados que se articulam anteriormente na sínfise púbica e posteriormente com o sacro para formar as articulações sacroilíacas. Divide-se em pelve maior ou falsa acima e pelve menor ou verdadeira abaixo. Na bacia existe uma crista óssea denominada borda da bacia. A parte da bacia acima da crista é a falsa bacia e a parte abaixo é a bacia verdadeira.

O fémur ou osso da coxa: é o osso mais longo e mais forte do corpo. O seu comprimento é de 45 cm. em 6 pés. *Caraterísticas:* apresenta uma extremidade superior, um colo, um tubérculo maior e um tubérculo menor, uma haste do troncânter e uma extremidade distal. A cabeça é lisa, exceto uma fossa rugosa chamada fóvea. Articula-se com o acetábulo do osso da anca, formando a articulação coxofemoral. O colo tem 5 cm de comprimento e articula-se com a haste. Contribui para o movimento do membro inferior. Os trocânteres maior e menor estão presentes na junção do colo e da diáfise com a linha intratroncantérica. Esta linha fixa os músculos e ajuda no movimento da articulação da anca. A haste do osso é um eixo longo. É estreito no meio e é mais largo na extremidade superior e nas partes inferiores. Na sua superfície posterior, tem uma crista rugosa que se estende ao longo do comprimento do eixo, designada por aspera linear. Liga-se aos músculos e aos ligamentos. A extremidade inferior, ou seja, a extremidade distal, apresenta dois côndilos - lateral e medial. Estes dois côndilos participam na formação da articulação do joelho. Entre os côndilos existe uma depressão designada por fossa intercondilar ou depressão.

A patela (rótula): Trata-se de um osso sesamoide que se situa acima do nível da articulação do joelho. Tem uma forma grosseiramente triangular. O seu vértice está virado para baixo. Situa-se no interior do tendão do quadricípite femoral. A sua superfície posterior está em contacto com a superfície patelar da articulação do joelho.

O osso Tibia ou Shine:

Aspeto e situação: A tíbia é o osso medial da perna e é o segundo osso mais longo do esqueleto. Transmite o peso do corpo

Caraterísticas: apresenta duas extremidades e um eixo. A extremidade superior, ou seja, a extremidade proximal, é larga e plana e mostra a presença de dois côndilos para articulação com o côndilo do fémur na articulação do joelho. Entre os côndilos existe uma crista designada por zona intercondilar. A tuberosidade da tíbia, que se situa distalmente às superfícies articulares, permite a fixação dos músculos. O côndilo lateral apresenta uma faceta articular na sua superfície interior, que se articula com a cabeça do perónio. Apresenta superfícies medial, lateral e posterior. A extremidade inferior, ou seja, a extremidade distal da tíbia, é lisa e plana e forma a articulação do tornozelo com o talo. Projecta medialmente e para baixo e este ponto projetado é designado por maléolo medial

A fíbula:

Aspeto e situação: O perónio é lateral à tíbia. É um osso longo e delgado. Funciona como tala para a tíbia.

Caraterísticas: Apresenta haste, extremidade superior e inferior. A extremidade superior, ou seja, a cabeça, articula-se com o côndilo lateral da tíbia. A extremidade inferior, ou seja, a extremidade distal, articula-se com a extremidade inferior da tíbia. Está envolvido na formação da articulação do tornozelo. O eixo do osso é estriado para a fixação dos músculos. Entre a diáfise da tíbia e o perónio.

Os ossos do tarso (ossos do tornozelo):

Existem sete ossos do tarso. Estes ossos formam a parte posterior do pé. Estes ossos são

Talus 1, Calcaneus 1, Navicular 1, Cuniforme 3 e Cuboide-1; O talus articula-se com a tíbia e a fíbula na articulação do tornozelo. O calcâneo, também chamado osso do calcanhar, é áspero para a fixação dos músculos que movem a articulação do tornozelo. A articulação navicular está situada na face medial do pé. Os ossos cuniformes medial, intermédio e lateral e o osso cuboide formam uma fila de ossos e articulam-se com outros três ossos do tarso (proximalmente) e cinco ossos do metatarso (distalmente).

2. Os ossos metatarsianos são em número de cinco. Estes ossos formam a maior parte do dorso do pé. São numerados de dentro para fora.
3. As falanges são em número de 14. Estão dispostas em três em cada um dos dedos dos pés e duas em cada dedo grande do pé.

7. FUNÇÕES DO ESQUELETO HUMANO:

O esqueleto humano desempenha algumas funções importantes que são necessárias para a sobrevivência dos seres humanos.

> **Força, apoio e forma:** Dá força, apoio e forma ao corpo. Sem um sistema esquelético duro e rígido, o corpo humano não pode manter-se ereto e tornar-se-á apenas um saco de tecidos moles sem qualquer forma adequada

> **Proteção de órgãos delicados:** Em zonas como a caixa torácica e o crânio, o esqueleto protege os órgãos internos moles mas vitais, como o coração e o cérebro, dos choques externos. Qualquer dano a estes órgãos pode ser fatal, pelo que a

função de proteção do esqueleto é muito importante

> **Alavancagem dos movimentos:** Os ossos do esqueleto humano, em todas as partes do corpo, fixam os músculos. Estes músculos fornecem a força motora para produzir movimentos das partes do corpo. Nestes movimentos, as partes do esqueleto actuam como alavancas de diferentes tipos, produzindo assim movimentos de acordo com as necessidades do corpo humano.

> **Produção de glóbulos vermelhos:** Ossos como o esterno e as cabeças da tíbia têm atividade hemopoiética (produção de células sanguíneas). Estes são os locais de produção de novas células sanguíneas.

8. **JUNTAS:**

Uma articulação é o local onde dois ou mais ossos se articulam ou se juntam. Algumas articulações não têm movimento (fibrosas), outras têm apenas um ligeiro movimento (cartilaginosas) e outras são livremente móveis (sinoviais).

O ponto de encontro de dois ou mais ossos é designado por junta ou articulação. As articulações são responsáveis pelo movimento (por exemplo, o movimento dos membros) e pela estabilidade (por exemplo, a estabilidade encontrada nos ossos do crânio). Existem duas formas de classificar as articulações: com base na sua estrutura ou com base na sua função.

A classificação estrutural divide as articulações em articulações fibrosas, cartilaginosas e sinoviais, consoante o material que compõe a articulação e a presença ou ausência de uma cavidade na articulação. A classificação funcional divide as articulações em três categorias: sinartroses, anfiartroses e diartroses.

Articulações fibrosas:

Os ossos das articulações fibrosas são mantidos juntos por tecido conjuntivo fibroso. Não existe qualquer cavidade ou espaço entre os ossos, pelo que a maioria das articulações fibrosas não se move. Existem três tipos de articulações fibrosas: suturas, sindesmoses e gomfoses. As suturas são encontradas apenas no crânio e possuem fibras curtas de tecido conjuntivo que mantêm os ossos do crânio firmemente no lugar.

Suturas

As suturas são articulações fibrosas encontradas apenas no crânio. As sindesmoses são articulações em que os ossos estão ligados por uma banda de tecido conjuntivo, permitindo mais movimento do que numa sutura. Um exemplo de uma sindesmose é a articulação da tíbia e do perónio no tornozelo. A quantidade de movimento neste tipo de articulações é determinada pelo comprimento das fibras do tecido conjuntivo. As gomfoses ocorrem entre os dentes e as suas cavidades; o termo refere-se à forma como o dente se encaixa na cavidade como uma cavilha. O dente está ligado ao alvéolo por um tecido conjuntivo chamado ligamento periodontal. As articulações fibrosas classificadas como sinartroses, ou imóveis, incluem: suturas, gomfoses e sincondroses.

Gomphoses, As gomphoses são articulações fibrosas entre os dentes e as suas cavidades.

Articulações Cartilaginosas

As articulações cartilagíneas são aquelas em que os ossos estão ligados por cartilagem. Existem dois tipos de articulações cartilagíneas: as sincondroses e as sínfises. Numa sincondrose, os ossos estão unidos por cartilagem hialina. As sincondroses encontram-se nas placas epifisárias dos ossos em crescimento nas crianças. Nas sínfises, a cartilagem hialina cobre a extremidade do osso, mas a ligação entre os ossos ocorre através de fibrocartilagem. As sínfises encontram-se nas articulações entre as vértebras e entre os ossos púbicos. As anfiartroses permitem apenas um ligeiro movimento; por conseguinte, qualquer tipo de articulação cartilaginosa é uma anfiartrose.

Articulações sinoviais

As articulações sinoviais são as únicas articulações que têm um espaço entre os ossos adjacentes. Este espaço, designado por cavidade sinovial (ou articular), é preenchido com líquido sinovial. O líquido sinovial lubrifica a articulação, reduzindo a fricção entre os ossos e permitindo um maior movimento. As extremidades dos ossos estão cobertas por cartilagem articular, uma cartilagem hialina. Toda a articulação está rodeada por uma cápsula articular composta por tecido conjuntivo. Esta permite o movimento da articulação, bem como a resistência à deslocação. As cápsulas articulares podem também possuir ligamentos que mantêm os ossos unidos. As articulações sinoviais são capazes do maior movimento dos três tipos de articulações estruturais; no entanto, quanto mais móvel for uma articulação, mais fraca será a articulação. Os joelhos, os cotovelos e os ombros são exemplos de articulações sinoviais. Uma vez que permitem o movimento livre, as articulações sinoviais são classificadas como diartroses.

9. **TENDÃO:**

Um tendão é um cordão de tecido forte e flexível, semelhante a uma corda. Os tendões ligam os músculos aos ossos. Os tendões permitem-nos mover os nossos membros. Podemos encontrar tendões desde a cabeça até aos dedos dos pés. O tendão de Aquiles, que liga o músculo da barriga da perna ao osso do calcanhar, é o maior tendão do corpo. Quando contrai (aperta) o músculo, o tendão puxa o osso ligado, fazendo-o mover-se. Os tendões funcionam essencialmente como alavancas para mover os ossos à medida que os músculos se contraem e expandem. Os tendões são mais rígidos do que os músculos e têm uma grande força. Por exemplo, os tendões flexores do pé podem suportar mais de oito vezes o peso do corpo.

10. **LIGAMENTOS:**

Os ligamentos são bandas de tecido elástico resistente à volta das articulações. Ligam osso a osso, dão apoio às nossas articulações e limitam o seu movimento. Estão presentes nos joelhos, tornozelos, cotovelos, ombros e outras articulações. Se forem esticadas ou rasgadas, podem tornar as articulações instáveis.

Os ligamentos são semelhantes aos tendões e às fáscias, uma vez que são todos constituídos por tecido conjuntivo. As diferenças entre eles residem nas ligações que estabelecem: os ligamentos ligam um osso a outro osso, os tendões ligam o músculo ao osso e as fáscias ligam os músculos a outros músculos. Todos eles se encontram no sistema esquelético do corpo humano .

11. FISIOLOGIA DO MÚSCULO ESQUELÉTICO:

O músculo esquelético é um exemplo de tecido muscular, um dos quatro tipos de tecido básico. A caraterística essencial do tecido muscular é o facto de se encurtar ou **contrair.** Existem três tipos de tecido muscular: esquelético, cardíaco e liso.

Caraterísticas

O músculo esquelético é **estriado** e **voluntário.** A palavra **estriado** significa "listrado" e o significado deste termo tornar-se-á evidente quando considerarmos a histologia abaixo. O músculo esquelético é o único tipo de músculo que podemos controlar conscientemente através do nosso sistema nervoso. É por esta razão que também é **voluntário.**

As células musculares esqueléticas também são longas e cilíndricas. Por este motivo, uma célula muscular esquelética também pode ser designada **por fibra muscular esquelética.** Uma fibra muscular esquelética pode ter até 30 cm de comprimento! Estas células longas e altamente especializadas resultam da **fusão** de muitas células e, após a fusão das células, os seus núcleos individuais são mantidos. Como resultado, as fibras musculares esqueléticas são **multinucleadas.**

Estrutura do tecido muscular

Todos os tecidos musculares têm uma cobertura superficial de espessura variável chamada **fáscia**, feita de tecido conjuntivo e entrelaçada com tecido adiposo. No interior da fáscia, o tecido muscular é rodeado por **epimísio** e os feixes musculares individuais ou **facículos** são rodeados por **perimísio. O endomísio** é o tecido conjuntivo que separa as fibras musculares dentro de um facículo. A unidade de um facículo é uma fibra muscular (ou célula) chamada **miofibrila.** As células musculares são semelhantes a outros tecidos. Elas contêm mitocôndrias (muitas delas), aparelho de Golgi, ER, SER e outras organelas.

Estrutura da fibra muscular

- Ao contrário de outras células, as fibras musculares são as unidades funcionais do tecido.

Uma fibra típica é multinucleada, estriada (listrada) e rodeada por uma membrana celular chamada **sarcolema** e citoplasma chamado **sarcoplasma.**

Uma rede de canais membranosos (**retículo sarcoplasmático**) está dispersa por todo o sarcoplasma. **Os tubos transversais** ou tubos T correm perpendicularmente (longitudinalmente) ao longo do sarcoplasma. As miofibrilhas, a unidade funcional de um tecido muscular, são constituídas por filamentos proteicos chamados **miofilamentos**, que consistem em filamentos finos, **actina**, e filamentos grossos, **miosina.** As bandas claras e escuras caraterísticas de um músculo devem-se à disposição destes miofilamentos. As bandas escuras são designadas **por banda A** e as bandas claras por **banda I.** A banda I também contém linhas finas chamadas linhas Z. A banda A e a banda I sobrepõem-se na sua disposição. Uma zona H é uma área do filamento luminoso onde as bandas A e I não se sobrepõem. O sacómero é uma subunidade da miofibrila que forma uma banda repetida de linha Z a linha Z.

O sarcómero é constituído por um conjunto de elementos proteicos individuais. Algumas destas proteínas são proteínas semelhantes a fios, denominadas **miofilamentos.** Existem dois tipos principais de miofilamentos:

1. **Miofilamentos espessos (miosina)**

Os miofilamentos espessos são constituídos por moléculas de proteínas chamadas **miosina.** As moléculas de miosina têm a forma de tacos de golfe com hastes longas. A miosina forma os miofilamentos espessos formando feixes em que as cabeças dos "tacos de golfe" sobressaem em cada extremidade do filamento e os eixos formam uma zona "nua" no meio dos filamentos.

As cabeças dos miofilamentos grossos formam ligações com o outro tipo de miofilamentos, os miofilamentos finos de actina. Essas ligações são chamadas de **pontes cruzadas.** As cabeças são também os locais nos miofilamentos espessos que utilizam a energia da **molécula de ATP** para alimentar a contração muscular.

2. **Miofilamentos finos (actina)**

Os miofilamentos finos são compostos pela proteína **actina.** Os miofilamentos finos têm os **locais de ligação** aos quais as cabeças dos miofilamentos grossos se ligam.

Padrão de bandas e sarcómero

Agora podemos relacionar o padrão de bandas e o sarcómero com os miofilamentos:

Sarcómero - Um sarcómero individual estende-se de uma linha Z para a seguinte.

Banda I - A banda I corresponde a uma região que se sobrepõe a dois sarcómeros adjacentes onde existem apenas miofilamentos finos.

Linha Z ou disco - A linha Z no centro da banda I é onde as proteínas mantêm os miofilamentos finos em posição.

Banda A - A banda A é onde os miofilamentos grossos estão posicionados.

Zona H - A zona H é a região no meio do sarcómero onde os miofilamentos finos não se sobrepõem aos miofilamentos grossos.

Linha M - A linha M no centro do sarcómero e a banda A é onde as proteínas mantêm os miofilamentos espessos em posição.

12. MECANISMO DE CONTRACÇÃO MUSCULAR

O deslizamento dos filamentos finos (actina) sobre e entre os filamentos grossos (miosina) produz a contração. O ATP é necessário para o ciclo da ponte cruzada.

> Durante a contração muscular, os sacómeros e os elementos miofibrilares encurtam (diminuem de comprimento). No entanto, as **bandas A** (miosina) não encurtam, mas aproximam-se umas das outras.

> A banda I, que representa a distância entre a banda A de sacoméros sucessivos, também diminui de comprimento (encurta). No entanto, os **elementos de actina** na banda I não encurta.

> **Mecanismo de contração**

> Quando ativado, um neurónio motor liberta **acetilcolina** na fenda sináptica da junção neuromuscular. A acetilcolina liga-se a receptores no sarcolema, o que desencadeia uma série de eventos que levam à libertação de iões Ca^{++} das áreas de

armazenamento dentro da fibra muscular

> Os iões Ca^{++} activam (actuam como um interrutor de controlo) os filamentos de actina (constituídos por duas proteínas: **troponina** e **tropomiosina**) e permitem que as pontes cruzadas dos filamentos de miosina se liguem aos locais expostos na actina.

> Um dos muitos papéis dos iões Ca na contração é causar alterações conformacionais na forma da troponina e da tropomisina que permitem que as pontes cruzadas se liguem à actina e produzam a contração muscular.

> A energia do ATP faz com que as **pontes cruzadas** se dobrem para puxar **os filamentos de actina** em direção ao centro do sacomero. Os filamentos de actina e de miosina ligam-se e desligam-se à medida que as moléculas avançam em direção ao centro, desde que haja **ATP** suficiente, até se atingir a contração máxima.

> Assim que ocorre a contração, o sarcolema segrega uma enzima **acetilcolinesterase,** que decompõe a acetilcolina. A decomposição da acetilcolina é necessária para impedir a estimulação contínua da fibra muscular e para preparar a fibra para o estímulo seguinte.

> A energia para a contração provém das moléculas de ATP na célula. Quando o corpo colhe energia ATP em excesso (energia em ossos de fosfato), alguma energia é temporariamente armazenada como **fosfato de creatina** (CP). Quando a energia do ATP é reduzida (ADP), uma ligação de fosfato é quebrada e a energia do fosfato é libertada para o ADP para formar ATP

Respiração anaeróbica e débito de oxigénio.

O ATP é formado durante a respiração celular (36-38 moles) e através da respiração anaeróbica (2-4 moles de ATP).

A quantidade de ATP formada durante a respiração **anaeróbia** não é suficiente para sustentar a vida

O objetivo final do oxigénio durante a respiração celular é aceitar os electrões (H^{+}) produzidos a partir da oxidação das moléculas dos alimentos para a produção de ATP (3638 moles)

Durante a respiração **aeróbica** (inatividade muscular), o músculo recebe o seu fornecimento de sangue sob a forma de **mioglobina,** que suporta a oxidação da glicose em **ácido pirúvico** e **CO_2.**

Na respiração anaeróbica (quando não há O_2 suficiente), o ácido pirúvico é convertido em

ácido lático e formação de uma pequena quantidade de ATP

A acumulação de ácido lático provoca **irritação** e **cãibras musculares** e desenvolve-se **a fadiga**. Durante um período de pausa no exercício, em que a pessoa está a ingerir uma quantidade suficiente de dívida, o ácido lático é convertido no fígado em glicose. Assim, após o intervalo, a pessoa sente-se reenergizada.

FIBRAS DE CONTRACÇÃO LENTA E RÁPIDA

Os músculos são classificados com base na sua velocidade de contração (tempo

necessário para atingir a tensão máxima). Com base nesta classificação, existem três tipos de fibras musculares nos seres humanos: Fibras de contração lenta (Tipo I), fibras intermédias do Tipo IIA e fibras rápidas (Tipo IIB).
A classificação está associada a diferentes isozimas de miosina ATPase designadas como "lentas" ou "rápidas", através das quais os tecidos podem ser identificados.
As fibras **de contração rápida** (tipo II) são espessas e contraem-se rapidamente. Também são chamadas fibras brancas e estão adaptadas à respiração anaeróbica devido ao grande armazenamento de **glicogénio** e **de enzimas glicolíticas**. Por exemplo, os músculos oculares que posicionam o olho têm uma contração de alta velocidade, atingindo uma tensão máxima em 7,3 m segundos.
De contração lenta: O músculo sóleo da perna, pelo contrário, tem uma elevada proporção de fibras de contração lenta e necessita de cerca de 100 mseg para atingir a tensão máxima. As fibras de contração lenta têm uma grande quantidade de capilares, mitocôndrias e enzimas respiratórias aeróbicas e uma elevada concentração de **mioglobina**. Devido ao elevado teor de mioglobina, são também designadas **por fibras vermelhas**.
Fibras intermédias: são fibras de contração rápida com elevada concentração para a capacidade aeróbica.

13. TEORIA DOS FILAMENTOS DESLIZANTES

As fibras musculares esqueléticas contraem-se quando os sarcómeros das miofibrilas se contraem. A contração dos sarcómeros é explicada pela **teoria dos filamentos deslizantes.** (A palavra "teoria" é utilizada aqui no seu sentido científico como significando leis e princípios geralmente aceites, como na teoria da evolução).
De acordo com a teoria do filamento deslizante, as cabeças de miosina tornam-se **energizadas** usando a energia contida no **ATP.** A cabeça de miosina energizada **liga-se** então a um local de ligação nos miofilamentos de actina para formar uma **ponte cruzada.** A energia contida na cabeça da miosina é então libertada à medida que a cabeça **gira** em direção ao meio do sarcómero, puxando consigo os miofilamentos de actina ligados. A ponte cruzada só **se desprende** quando outra molécula de ATP se liga à cabeça da miosina. A energia do ATP é então usada novamente para energizar a cabeça da miosina.
Este ciclo através do qual as cabeças de miosina se **energizam**, formam uma **ligação**, **giram** e depois **desprendem-se** repete-se muitas vezes em todos os sarcómeros de todas as miofibrilhas da célula. O efeito líquido de todo este movimento molecular é a contração muscular.

Papel do cálcio

O ião cálcio (Ca^{++}) desempenha um papel fundamental na determinação do momento em que ocorre a contração. O Ca^{++} está concentrado no retículo endoplasmático liso, denominado **retículo sarcoplasmático**, que envolve as miofibrilhas, tal como a manga de uma camisola de malha muito larga envolve o braço. Quando um impulso nervoso chega à célula muscular, o impulso de contração espalha-se por toda a célula muscular esquelética e provoca a abertura de canais na membrana do retículo sarcoplasmático. Isto faz com que o Ca^{++} saia do retículo sarcoplasmático pelo seu gradiente de concentração.

O Ca^{++} liga-se a uma proteína chamada **tropomiosina** que cobre o local de fixação nos miofilamentos de actina. Isto faz com que a tropomiosina descubra o local de fixação, o que permite que a cabeça da miosina se ligue ao local de fixação e inicie o ciclo descrito acima. Enquanto a concentração de Ca^{++} se mantiver elevada, o ciclo, ou contração, continua.

14. JUNÇÃO NEUROMUSCULAR:

Um neurónio motor é responsável por provocar a contração de um músculo esquelético, estimulando-o. O intervalo ou espaço existente entre este neurónio motor e a célula muscular esquelética é designado por sinapse. Esta sinapse, especificamente entre a célula do músculo esquelético e o neurónio motor, é designada por junção neuromuscular mio-neural ou junção.

Como já lemos, a junção é constituída por um neurónio e uma célula muscular esquelética. O neurónio da combinação é designado por neurónio motor espinal. Os neurónios motores, que têm origem na medula espinal, inervam as fibras musculares esqueléticas.

Estrutura da Junção Neuromuscular

A inervação ocorre através de processos muito finos do axónio. As sinapses estão presentes ao longo destes processos e são também conhecidas como placa terminal motora, devido à sua estrutura específica.

A sinapse de junção tem 3 caraterísticas:

a. Existem duas membranas denominadas membranas pré e pós-sinápticas. Existe um espaço distinto entre estas membranas que é conhecido como Fenda Sináptica.

b. Está presente uma elevada densidade de pequenas vesículas esféricas, que contêm substâncias neurotransmissoras.

c. Está presente uma membrana pós-sináptica espessada, que possui uma elevada densidade de receptores responsáveis pela ligação das substâncias químicas que transmitem o sinal do neurónio pré-sináptico.

Funções da Junção Neuromuscular

Antes de entrarmos em pormenores, recordemos a ação geral desta junção. Esta actua como uma ponte entre um neurónio e uma célula muscular para transmitir os sinais.

Neurónio motor - Fenda sináptica - Célula do músculo esquelético

O cálcio entra no neurónio motor excitado, o que, por sua vez, provoca a exocitose do neurotransmissor. O que significa que o neurotransmissor é transportado para o único local disponível - a fenda sináptica. A acetilcolina é o neurotransmissor segregado pelos neurónios motores somáticos. Existem receptores de acetilcolina presentes nas células musculares esqueléticas. Assim, esta acetilcolina segregada passa a fenda por difusão e liga-se aos receptores. São como peças de um puzzle que se encaixam ou como uma chave que abre a porta. Este processo abre um canal iónico através do qual os iões de sódio passam para as células musculares. Nessa altura, os iões de potássio difundem-se para fora das células musculares. No entanto, a quantidade de iões de sódio que entra é superior à quantidade de iões de potássio que sai. Quando o ião sódio chega à célula muscular, despolariza-se, porque é um ião positivo. Isto faz com que a membrana da célula muscular esquelética fique excitada e se contraia. Este processo é designado por Potencial de Ação.

A acetilcolina não permanece para sempre na fenda sináptica da junção neuromuscular. Isto destina-se a garantir que não provoca uma contração excessiva do músculo ou que não mantém o músculo contraído durante mais tempo do que o necessário. Uma enzima chamada acetilcolinesterase é responsável por atuar como catalisador na decomposição da acetilcolina presente na fenda sináptica. Dá origem a acetato e colina, que são depois transportados de volta para a fenda sináptica, onde são novamente sintetizados. Este processo é designado por recaptação ativa

CAPÍTULO III

1. FLUIDOS CORPORAIS

Os fluidos corporais são os líquidos existentes no corpo humano. Em homens adultos saudáveis e magros, a água corporal total é cerca de 60% (60-67%) do peso corporal total; é normalmente ligeiramente inferior nas mulheres (52-55%). A percentagem exacta de líquidos em relação ao peso corporal é inversamente proporcional à percentagem de gordura corporal. Um homem magro de 70 kg (160 libras), por exemplo, tem cerca de 42 (42-47) litros de água no seu corpo.

O corpo total de água é dividido em compartimentos de fluidos, entre o compartimento do fluido intracelular (ICF) (também chamado espaço ou volume) e o compartimento do fluido extracelular (ECF) (espaço, volume) numa proporção de dois para um: 28 (28-32) litros estão dentro das células e 14 (14-15) litros estão fora das células.

O compartimento do FCE divide-se em volume de líquido intersticial - o líquido fora das células e dos vasos sanguíneos - e volume intravascular (também chamado volume vascular e volume de plasma sanguíneo) - o líquido dentro dos vasos sanguíneos - numa proporção de três para um: o volume de líquido intersticial é de cerca de 12 litros, o volume vascular é de cerca de 4 litros.

O compartimento do fluido intersticial divide-se no compartimento do fluido linfático - cerca de 2/3, ou 8 (6-10) litros; o compartimento do fluido transcelular é o 1/3 restante, ou cerca de 4 litros.

O volume vascular divide-se em volume venoso e volume arterial; e o volume arterial tem um subcompartimento concetualmente útil, mas não mensurável, denominado volume sanguíneo arterial efetivo.

Composição dos fluidos corporais

As composições dos dois componentes do ECF - plasma e FI - são mais semelhantes entre si do que qualquer um deles é para o ICF O plasma sanguíneo tem altas concentrações de sódio, cloreto, bicarbonato e proteína. A FI tem concentrações elevadas de sódio, cloreto e bicarbonato, mas uma concentração relativamente mais baixa de proteínas. Em contraste, a ICF tem quantidades elevadas de potássio, fosfato, magnésio e proteínas. Em geral, o CIF contém concentrações elevadas de potássio e fosfato (HPO42-HPO42-), ao passo que tanto o plasma como o ECF contêm concentrações elevadas de sódio e cloreto.

2. SANGUE:

O sangue é um fluido corporal especializado. Tem quatro componentes principais: plasma, glóbulos vermelhos, glóbulos brancos e plaquetas. O sangue tem muitas funções diferentes, incluindo:

- Transporte de oxigénio e nutrientes para os pulmões e os tecidos
- Formação de coágulos sanguíneos para evitar perdas excessivas de sangue
- Transporte de células e anticorpos que combatem a infeção
- Levar os resíduos para os rins e o fígado, que filtram e limpam o sangue
- Regulação da temperatura corporal

Os componentes do sangue e a sua importância

O sangue que corre nas veias, artérias e capilares é conhecido como sangue total , uma mistura de cerca de 55% de plasma e 45% de células sanguíneas. Cerca de 7 a 8 por cento do peso total do corpo é sangue. Um homem de tamanho médio tem cerca de 12 litros de sangue no corpo, e uma mulher de tamanho médio tem cerca de nove litros.

Muitas pessoas já se submeteram a análises ao sangue ou doaram sangue, mas a hematologia - o estudo do sangue - engloba muito mais do que isso. Os médicos especializados em hematologia (hematologistas) estão a liderar os muitos avanços que estão a ser feitos no tratamento e prevenção das doenças do sangue.

Plasma

O componente líquido do sangue é chamado plasma, uma mistura de água, açúcar, gordura, proteínas e sais. A principal função do plasma é transportar células sanguíneas por todo o corpo, juntamente com nutrientes, produtos residuais, anticorpos, proteínas de coagulação, mensageiros químicos como as hormonas e proteínas que ajudam a manter o equilíbrio de fluidos do corpo.

Glóbulos vermelhos (também chamados eritrócitos ou hemácias)

Conhecidos pela sua cor vermelha viva, os glóbulos vermelhos são a célula mais abundante no sangue, representando cerca de 40 a 45% do seu volume. A forma de um glóbulo vermelho é a de um disco bicôncavo com um centro achatado - por outras palavras, ambas as faces do disco têm reentrâncias pouco profundas em forma de taça (um glóbulo vermelho parece um donut).

A produção de glóbulos vermelhos é controlada pela eritropoietina, uma hormona produzida principalmente pelos rins. Os glóbulos vermelhos começam como células imaturas na medula óssea e, após cerca de sete dias de maturação, são libertados na corrente sanguínea. Ao contrário de muitas outras células, os glóbulos vermelhos não têm núcleo e podem mudar facilmente de forma, o que os ajuda a adaptarem-se aos vários vasos sanguíneos do corpo. No entanto, embora a falta de um núcleo torne os glóbulos vermelhos mais flexíveis, também limita a vida da célula, uma vez que esta viaja através dos vasos sanguíneos mais pequenos, danificando as membranas da célula e esgotando as suas reservas de energia. Os glóbulos vermelhos sobrevivem, em média, apenas 120 dias.

Os glóbulos vermelhos contêm uma proteína especial denominada hemoglobina, que ajuda a transportar o oxigénio dos pulmões para o resto do corpo e depois devolve o dióxido de carbono do corpo aos pulmões para que possa ser expirado. O sangue parece vermelho devido ao grande número de glóbulos vermelhos, que obtêm sua cor da hemoglobina. A percentagem do volume de sangue total constituída por glóbulos vermelhos é chamada hematócrito e é uma medida comum dos níveis de glóbulos vermelhos.

Glóbulos brancos (também designados por leucócitos)

Os glóbulos brancos protegem o corpo de infecções. São muito menos numerosos que os glóbulos vermelhos, representando cerca de 1% do nosso sangue. Os leucócitos são compostos de granulócitos (neutrófilos, eosinófilos e basófilos) e não granulócitos (linfócitos e monócitos). Os leucócitos são um componente importante do sistema imunológico do corpo.

Os granulócitos são glóbulos brancos que possuem pequenos grânulos que contêm proteínas. Existem três tipos de células granulocitárias:

Basófilos: Têm8-10 µm de diâmetro o núcleo tem 2lobos os grânulos citoplasmáticos aparecem azul-púrpura profundo. Representam menos de 1%Fonte fidedigna dos glóbulos brancos do corpo e estão tipicamente presentes em números aumentados após uma reação alérgica.

Eosinófilos: têm 10-12 µm de diâmetro, o núcleo tem 2 lóbulos e são responsáveis por responder a infecções causadas por parasitas. Também desempenham um papel na resposta imunitária geral, bem como na resposta inflamatória do organismo.

Neutrófilos: Têm 10-12µm de diâmetro e o núcleo tem 2-5 lóbulos ligados por finos filamentos de cromatina. Representam a maioria dos glóbulos brancos do corpo. Actuam como necrófagos, ajudando a rodear e a destruir bactérias e fungos que possam estar presentes no corpo.

Linfócitos: Estes glóbulos brancos incluem os seguintes:

Células B: Também conhecidas como linfócitos B, estas células produzem anticorpos para ajudar o sistema imunitário a responder a uma infeção.

Células T: Também conhecidos como linfócitos T, estes glóbulos brancos ajudam a reconhecer e a eliminar as células causadoras de infecções.

Células assassinas naturais: Estas células são responsáveis por atacar e matar células virais, bem como células cancerígenas.

Os monócitos são glóbulos brancos que constituem cerca de 2-8% do total de glóbulos brancos do corpo. Estão presentes quando o corpo luta contra infecções crónicas.

Plaquetas (também chamadas trombócitos)

Ao contrário dos glóbulos vermelhos e dos glóbulos brancos, as plaquetas não são efetivamente células, mas sim pequenos fragmentos de células. As plaquetas ajudam o processo de coagulação do sangue (ou coagulação), juntando-se no local de uma lesão, aderindo ao revestimento do vaso sanguíneo lesionado e formando uma plataforma sobre a qual a coagulação do sangue pode ocorrer. Isto resulta na formação de um coágulo de fibrina, que cobre a ferida e impede a saída de sangue. A fibrina também forma o suporte inicial sobre o qual se forma o novo tecido, promovendo assim a cicatrização.

Um número de plaquetas superior ao normal pode provocar uma coagulação desnecessária, o que pode levar a acidentes vasculares cerebrais e ataques cardíacos; no entanto, graças aos avanços nas terapias antiplaquetárias, existem tratamentos disponíveis para ajudar a prevenir estes acontecimentos potencialmente fatais. Por outro lado, contagens inferiores ao normal podem levar a hemorragias extensas.

Hemograma completo (CBC)

O hemograma fornece ao médico informações importantes sobre os tipos e o número de células do sangue, especialmente os glóbulos vermelhos e a sua percentagem (hematócrito) ou teor de proteínas (hemoglobina), glóbulos brancos e plaquetas. Os resultados do hemograma podem diagnosticar doenças como anemia, infecções e outros distúrbios. A contagem de plaquetas e os testes de coagulação do plasma (tempo de protrombina, tempo de tromboplastina parcial e tempo de trombina) podem ser usados para avaliar distúrbios hemorrágicos e de coagulação.

3. HEMOPOEISIS (Hematopoiese):

A hematopoiese é a produção de todos os componentes celulares do sangue e do plasma sanguíneo. Ocorre no sistema hematopoiético, que inclui órgãos e tecidos como a medula óssea, o fígado e o baço. Em termos simples, a hematopoiese é o processo através do qual o corpo produz células sanguíneas. A célula progenitora mieloide comum pode diferenciar-se em eritrócitos, trombócitos, granulócitos, linfócitos e monócitos.

Processo de Hematopoiese:

- As células estaminais pluripotentes multiplicam-se para produzir mais células estaminais pluripotentes, assegurando um fornecimento constante e duradouro de células estaminais.
- Algumas das células estaminais pluripotentes diferenciam-se agora em células precursoras que se dedicam, pelo menos parcialmente, a formar um tipo de célula sanguínea madura.
- As células pluripotentes multiplicam-se a um ritmo lento, transformando-se numa das cinco células estaminais unipotenciais possíveis.
- Estas células estaminais unipotenciais multiplicam-se então rapidamente e transformam-se no precursor da célula sanguínea madura específica a que se destinam.
- O processo típico de hematopoiese consiste na diferenciação da célula estaminal hematopoiética multipotencial em progenitor mieloide ou linfoide comum.
- Depois, dependendo das citocinas e dos factores de transcrição resultantes que são activados, o progenitor mieloide pode diferenciar-se num mieloblasto.
- Este mieloblasto leva ao desenvolvimento de granulócitos (basófilos, eosinófilos ou neutrófilos) ou monócitos (macrófagos e células dendríticas).
- Além disso, conduz à diferenciação dos megacariócitos em plaquetas ou dos eritroblastos em eritrócitos.
- As células dendríticas linfóides podem formar-se diretamente a partir do progenitor linfoide comum.
- Além disso, a diferenciação do progenitor linfoide comum num linfoblasto resulta no desenvolvimento posterior de células assassinas naturais ou linfócitos (células T e B).
- Quando as células B são activadas nos órgãos linfóides secundários, diferenciam-se em células plasmáticas.
- Estes plasmócitos segregam anticorpos.

Regulação da hematopoiese:

A hematopoiese é largamente regulada pela presença de citocinas. Estas citocinas são responsáveis pela regulação da diferenciação das células estaminais hematopoiéticas multipotenciais em tipos celulares específicos através da ativação

de factores de transcrição.
As citocinas são muito importantes para a diferenciação de determinados tipos de células, caso contrário o animal morre durante a embriogénese. Algumas citocinas que regulam a hematopoiese são:
Fator estimulador de colónias de granulócitos e macrófagos (GM-CSF): reforça a linhagem mieloide, conduzindo finalmente à diferenciação de granulócitos e macrófagos. Estas citocinas são designadas por factores de crescimento. Estes factores de crescimento são necessários ao longo de todo o processo de funcionamento da hematopoiese para ativar os factores de transcrição.
Fator de transcrição GATA-2: É necessário para o desenvolvimento de todas as linhagens hematopoiéticas; na sua ausência, os animais morrem durante a embriogénese.
Regulador transcricional Bmi-1: É necessário para a auto-renovação de HSCs e, na sua ausência, os animais morrem no prazo de 2 meses após o nascimento devido à incapacidade de repovoar o seu sangue vermelho e branco.
Eritropoiese:
O processo de formação de glóbulos vermelhos é designado por eritropoiese. Este processo é reforçado pela diminuição dos níveis de oxigénio no sangue, o que provoca a secreção de eritropoietina. A eritropoietina é uma hormona essencial para a formação de glóbulos vermelhos. A eritropoiese demora em média 2 dias a completar-se para formar glóbulos vermelhos maduros a partir de células hematopoiéticas unipotenciais. São produzidos 2 milhões de eritrócitos por segundo no nosso corpo. As células hematopoiéticas determinadas para se tornarem glóbulos vermelhos tornam-se normalmente mais pequenas e mais condensadas à medida que amadurecem, até que finalmente perdem os seus núcleos. Em seguida, a célula transforma-se num eritroblasto basófilo, a que se segue uma fase de eritroblasto policromatófilo.
No estádio de eritroblastos policromatófilos, o núcleo torna-se mais condensado do que nos dois últimos estádios e o citoplasma é reduzido. No estádio de eritroblasto ortocromatófilo que se segue, o núcleo é muito mais pequeno do que o dos estádios anteriores e o citoplasma é mais rosado. Segue-se a fase de reticulócito, em que os glóbulos vermelhos não têm núcleo, mas ainda se coram ligeiramente de azul devido aos restos de polirribossomas no interior da célula. Por fim, o eritrócito é o glóbulo vermelho maduro, sem núcleo e sem restos de polirribossomas e, como resultado, cora-se de rosa.
Granulopoiese: O processo de formação de granulócitos é designado por granulopoiese. Os granulócitos são glóbulos brancos com núcleos multilobulares e grânulos citoplasmáticos. A célula hematopoiética unipotencial que forma um mieloblasto é grande. Tem um citoplasma que se cora de azul e um núcleo grande. Esta célula dá origem a um promielócito que contém grânulos azurófilos. Em seguida, transforma-se num mielócito, que tem um núcleo não recortado e ainda bastante grande. Esta célula dá então origem a um metamielócito, que tem um tamanho semelhante ao de um granulócito maduro e o núcleo começa a ficar

recortado. Depois desta fase, surge a fase de célula em banda, em que o núcleo se assemelha a uma ferradura e tem uma indentação definitiva. Por fim, surgem os granulócitos maduros com um núcleo lobulado e grânulos citoplasmáticos. Todo este processo ocorre durante um período de 2 semanas.

Monopoiese: O processo pelo qual os monócitos são formados é designado por monopoiese. O monoblasto é a célula progenitora comprometida, encontrada apenas na medula óssea. Além disso, o monoblasto tem um citoplasma basófilo sem grânulos. Estes monoblastos dão origem a promonócitos, que são mais pequenos em tamanho com núcleos que se tornam ligeiramente recortados, antes de se tornarem monócitos. Os monócitos têm núcleos em forma de rim e podem desenvolver-se em células dendríticas ou macrófagos.

Linfopoiese:

A formação de linfócitos começa a partir das suas primeiras células progenitoras, os linfoblastos, sendo este processo designado por linfopoiese. Após a maturação, estas células são capazes de se diferenciar em células B, T ou assassinas naturais.

Trombopoiese :

Os megacariócitos, que são células extremamente grandes na medula óssea, formam as plaquetas, sendo este processo designado por trombopoiese. Quando as membranas plasmáticas dos megacariócitos são fragmentadas, dá-se a origem a plaquetas individuais, gerando assim plaquetas com muitos grânulos.

4. HAEMOSTASIA

A heamostase é uma sequência de respostas que pára a hemorragia. Os três mecanismos que param a hemorragia são:

1. Espasmo vascular
2. Formação de tampões de plaquetas e
3. Coagulação do sangue

1. Espasmo vascular

Quando as artérias são danificadas, o músculo liso disposto circularmente nas suas paredes contrai-se imediatamente. Este espasmo vascular reduz a perda de sangue durante vários minutos a várias horas antes de iniciar os outros mecanismos hemostáticos.

2. Formação de tampões de plaquetas

Quando o endotélio é danificado, o colagénio subjacente normalmente isolado é exposto às plaquetas circulantes, que se ligam diretamente ao colagénio com a glicoproteína específica do colagénio. As plaquetas activadas libertam o conteúdo dos grânulos armazenados no plasma sanguíneo. Os grânulos incluem ADP, serotonina, fator de ativação plaquetária (PAF), vWF, fator plaquetário 4 e tromboxano A2 (TXA2), que, por sua vez, activam plaquetas adicionais. Os componentes libertados aderem às plaquetas, fazendo com que estas adiram às plaquetas e a sua acumulação e deposição leva à formação de tampões plaquetários.

3. Coagulação do sangue

A coagulação, também conhecida como coagulação, é o processo pelo qual o sangue passa de líquido a gel, formando um coágulo sanguíneo.

A coagulação do sangue envolve as seguintes vias. São elas:

1. Via extrínseca (Via do fator tecidular)
2. Via de ativação por contacto (intrínseca) e
3. Percurso comum

1. **Via extrínseca** (Via do fator tecidular)

O principal papel da via do fator tecidular é gerar uma "explosão de trombina", um processo através do qual a trombina, o constituinte mais importante da cascata de coagulação em termos das suas funções de ativação de feedback, é libertada muito rapidamente. O FVIIa circula em maior quantidade do que qualquer outro fator de coagulação ativado. O processo inclui as seguintes etapas:

> Após a lesão do vaso sanguíneo, o FVII sai da circulação e entra em contacto com o fator tecidular (TF) expresso nas células portadoras de fator tecidular (fibroblastos do estroma e leucócitos), formando um complexo ativado (TF-FVIIa).

> O TF-FVIIa ativa o FIX e o FX.

> O próprio FVII é ativado pela trombina, FXIa, FXII e FXa.

> A ativação do FX (para formar FXa) pelo TF-FVIIa é quase imediatamente inibida pelo inibidor da via do fator tecidular (TFPI).

> O FXa e o seu co-fator FVa formam o complexo protrombinase, que ativa a protrombina em trombina.

> A trombina ativa então outros componentes da cascata de coagulação, incluindo o FV e o FVIII (que forma um complexo com o FIX), e ativa e liberta o FVIII da sua ligação ao vWF.

> O FVIIIa é o co-fator do FIXa, e juntos formam o complexo "tenase", que ativa o FX; e assim o ciclo continua.

2. **Via de ativação por contacto (intrínseca):**

A via de ativação por contacto começa com a formação do complexo primário no colagénio por cininogénio de elevado peso molecular (HMWK), pré-calicreína e FXII (fator Hageman). A pré-calicreína é convertida em calicreína e o FXII transforma-se em FXIIa. O FXIIa converte o FXI em FXIa. O fator XIa ativa o FIX, que com o seu co-fator FVIIIa forma o complexo tenase, que ativa o FX em FXa. O papel secundário que a via de ativação por contacto tem no início da formação do coágulo pode ser ilustrado pelo facto de os indivíduos com deficiências graves de FXII, HMWK e pré-calicreína não terem uma doença hemorrágica. Em vez disso, o sistema de ativação por contacto parece estar mais envolvido na inflamação e na imunidade inata. Apesar disso, a interferência com a via pode conferir proteção contra a trombose sem um risco significativo de hemorragia

3. **Percurso comum:**

O esquema final da via comum implica que a protrombina é convertida em trombina apenas quando actuada pelas vias intrínseca ou extrínseca, o que é uma simplificação excessiva. De facto, a trombina é gerada por plaquetas activadas no início do tampão plaquetário, que por sua vez promove mais ativação plaquetária. A trombina funciona não só para converter o fibrinogénio em fibrina, como também ativa os Factores VIII e V e o seu inibidor, a proteína C (na presença de trombomodulina); e ativa o Fator XIII, que forma ligações covalentes que reticulam os polímeros de fibrina que se formam a partir dos monómeros activados. A cascata de coagulação é mantida num estado pró-trombótico pela ativação contínua do FVIII e do FIX para formar o complexo tenase até que este seja desregulado pelas vias anticoagulantes

5. GRUPAGEM SANGUÍNEA:

Um tipo de sangue (também conhecido como grupo sanguíneo) é uma classificação do sangue baseada na presença e ausência de anticorpos e substâncias antigénicas hereditárias na superfície dos glóbulos vermelhos. Estes antigénios podem ser proteínas, hidratos de carbono, glicoproteínas ou glicolípidos, dependendo do sistema de grupo sanguíneo. Alguns desses antigénios estão também presentes na superfície de outros tipos de células de vários tecidos. Vários destes antigénios de superfície dos glóbulos vermelhos podem derivar de um alelo (ou de uma versão alternativa de um gene) e formam coletivamente um sistema de grupo sanguíneo. Os dois sistemas de grupos sanguíneos mais importantes são ABO e Rh; determinam o tipo sanguíneo de uma pessoa (A, B, AB e O, com +, - ou nulo denotando o estado RhD) para adequação à transfusão de sangue.

O sangue é frequentemente agrupado de acordo com o sistema de tipagem sanguínea ABO. Os 4 principais tipos de sangue são:

1. Tipo A,
2. Tipo B,
3. Tipo AB e
4. Tipo O.

O sistema de grupos sanguíneos ABO envolve dois antigénios e dois anticorpos encontrados no sangue humano. Os dois antigénios são o antigénio A e o antigénio B. Os dois anticorpos são o anticorpo A e o anticorpo B. Os antigénios estão presentes nos glóbulos vermelhos e os anticorpos no soro. No que diz respeito à propriedade antigénica do sangue, todos os seres humanos podem ser classificados em 4 grupos: os que têm o antigénio A (grupo A), os que têm o antigénio B (grupo B), os que têm ambos os antigénios A e B (grupo AB) e os que não têm nenhum antigénio (grupo O). Os anticorpos presentes juntamente com os antigénios encontram-se da seguinte forma:

- Antigénio A com anticorpo B
- Antigénio B com anticorpo A
- O antigénio AB não tem anticorpos
- Antigénio nulo (grupo O) com anticorpos A e B.

Existe uma reação de aglutinação entre um antigénio e um anticorpo semelhantes (por exemplo, o antigénio A aglutina o anticorpo A e o antigénio B aglutina o anticorpo B). Assim, a transfusão pode ser considerada segura desde que o soro do recetor não contenha anticorpos para os antigénios das células sanguíneas do dador

Sistema de grupos sanguíneos Rh

O sistema Rh (Rh significa Rhesus) é o segundo sistema de grupo sanguíneo mais importante na transfusão de sangue humano, com atualmente 50 antigénios. O antigénio Rh mais significativo é o antigénio D, porque é o mais suscetível de provocar uma resposta do sistema imunitário dos cinco antigénios Rh principais. É comum que os indivíduos D-negativos não tenham quaisquer anticorpos anti-D IgG ou IgM, porque os anticorpos anti-D não são normalmente produzidos por sensibilização contra substâncias ambientais. Entretanto, indivíduos D-negativos podem produzir anticorpos IgG anti-D após um evento de sensibilização: possivelmente uma transfusão feto-materna de sangue de um feto na gravidez ou, ocasionalmente, uma transfusão de sangue com hemácias D positivas. Nesses casos, pode ocorrer doença Rh. Os tipos sanguíneos Rh negativos são muito menos comuns em populações asiáticas (0,3%) do que em populações europeias (15%). A presença ou ausência do antigénio Rh (D) é assinalada com o sinal + ou -, pelo que, por exemplo, o grupo A- é ABO tipo A e não tem o antigénio Rh (D).

Compatibilidade sanguínea:

Os indivíduos **do grupo sanguíneo AB** têm antigénios A e B na superfície das suas hemácias e o seu plasma sanguíneo não contém anticorpos contra o antigénio A ou B. Por isso, um indivíduo com sangue do tipo AB pode receber sangue de qualquer grupo (sendo preferível o AB), mas não pode doar sangue a outro grupo que não o AB. São conhecidos como receptores universais.

Os indivíduos **do grupo sanguíneo A** têm o antigénio A na superfície das suas hemácias, e o soro sanguíneo contém anticorpos IgM contra o antigénio B. Por conseguinte, um indivíduo do grupo A só pode receber sangue de indivíduos dos grupos A ou O (sendo preferível o A) e pode doar sangue a indivíduos do tipo A ou AB.

Os indivíduos **do grupo sanguíneo B** têm o antigénio B na superfície das suas hemácias, e o soro sanguíneo contém anticorpos IgM contra o antigénio A. Por conseguinte, um indivíduo do grupo B só pode receber sangue de indivíduos dos grupos B ou O (sendo preferível o B) e pode doar sangue a indivíduos do tipo B ou AB.

Os indivíduos **do grupo sanguíneo O** (ou grupo sanguíneo zero em alguns países) não têm antigénios A ou B na superfície das suas hemácias e o seu soro sanguíneo contém anticorpos IgM anti-A e anti-B. Por isso, um indivíduo do grupo O só pode receber sangue de um indivíduo do grupo O, mas pode doar sangue a indivíduos de qualquer grupo sanguíneo ABO (ou seja, A, B, O ou AB).

A importância da tipagem sanguínea

Nas transfusões, o agrupamento exato do sangue é muito importante quando se trata de fazer uma transfusão de sangue. Se o sangue for administrado a um doente com um tipo de sangue incompatível com o tipo de sangue do sangue que o doente recebe, pode causar aglutinação intravenosa no sangue do doente, o que pode ser fatal. O corpo do doente pode começar a produzir anticorpos que atacam os antigénios das células sanguíneas do sangue que lhe foi administrado, causando reação e rejeição.

6. DOENÇAS DO SANGUE

6.1. ANEMIA

A anemia é uma doença em que faltam glóbulos vermelhos saudáveis em número suficiente para transportar oxigénio suficiente para os tecidos do corpo. A anemia, também designada por hemoglobina baixa, caracteriza-se pela sensação de cansaço e fraqueza. Existem muitas formas de anemia, cada uma com a sua própria causa.

Os sinais e sintomas incluem:

- Fadiga
- Fraqueza
- Pele pálida ou amarelada
- Batimentos cardíacos irregulares
- Falta de ar
- Tonturas ou vertigens
- Dor no peito
- Mãos e pés frios
- Dores de cabeça

TIPOS DE ANEMIA

Existem 8 tipos que incluem:

1. Anemia por deficiência de ferro.
2. Talassemia.
3. Anemia aplástica.
4. Anemia hemolítica.
5. Eritroblastose fetal
6. Anemia falciforme.
7. Anemia perniciosa.
8. Anemia de Fanconi.

1.1.1. ANEMIA POR DEFICIÊNCIA DE FERRO

A forma mais comum de anemia é a anemia por deficiência de ferro, que se deve geralmente a perdas crónicas de sangue causadas por menstruação excessiva. O aumento das necessidades de ferro, como o crescimento do feto durante a gravidez e as crianças que sofrem rápidos surtos de crescimento na infância e na adolescência, também podem causar anemia por deficiência de ferro.

Esta doença é tratada com suplementos de ferro, bem como com o tratamento da causa subjacente à deficiência de ferro.

1.1.2. ANEMIA PLÁSTICA

A anemia aplástica é uma doença do sangue em que a medula óssea do organismo não produz células sanguíneas novas em quantidade suficiente. Isto pode resultar numa série de problemas de saúde, incluindo arritmias, coração dilatado, insuficiência cardíaca, infecções e hemorragias.

A anemia aplástica é uma doença rara mas grave. Pode desenvolver-se de repente ou lentamente e tende a piorar com o tempo, a menos que a causa seja encontrada e tratada.

1.1.3. ANEMIA HEMOLÍTICA

A anemia hemolítica é uma doença em que os glóbulos vermelhos são destruídos e eliminados da corrente sanguínea antes do fim do seu tempo de vida normal. Várias doenças, condições e factores podem levar o organismo a destruir os seus glóbulos vermelhos. A anemia hemolítica pode provocar vários problemas de saúde, como fadiga, dores, arritmias, aumento do volume do coração e insuficiência cardíaca.

Existem muitos tipos de anemias hemolíticas - algumas das quais são hereditárias e outras são adquiridas.

Eritroblastose fetal:

Quando a mãe é Rh^- e o bebé é Rh^+ , uma pequena quantidade de sangue atravessa a placenta, normalmente no momento do nascimento, para a corrente materna. Após a exposição ao antigénio Rh, o sistema imunitário da mãe responde produzindo anticorpos anti- Rh. Durante uma gravidez subsequente, os anticorpos maternos atravessam a placenta e passam para o sangue fetal. Se o segundo feto for Rh^+ , a reação dos anticorpos contra o antigénio causa aglutinação e hemólise das hemácias do feto, o que resulta em eritroblastose fetal ou doença hemolítica do recém-nascido (HDN).

6.2. TALASSAEMIA

As talassemias são doenças sanguíneas hereditárias que levam o organismo a produzir menos glóbulos vermelhos saudáveis e menos hemoglobina (uma proteína rica em ferro presente nos glóbulos vermelhos). Os dois principais tipos de talassemia são a talassemia alfa e a talassemia beta. A forma mais grave de talassemia alfa é conhecida como talassemia alfa major ou hidropisia fetal, enquanto a forma grave de talassemia beta é conhecida como talassemia major ou anemia de Cooley.

As talassemias afectam tanto homens como mulheres e ocorrem mais frequentemente em pessoas de ascendência italiana, grega, do Médio Oriente, asiática e africana. As formas graves são normalmente diagnosticadas na primeira infância e são doenças para toda a vida.

6.3. Anemia falciforme

A anemia falciforme é uma doença grave em que o organismo produz glóbulos vermelhos em forma de foice (em forma de "C"). Os glóbulos vermelhos normais têm a forma de disco e movem-se facilmente através dos vasos sanguíneos. Os glóbulos vermelhos contêm a proteína hemoglobina (uma proteína rica em ferro que dá ao sangue a sua cor vermelha e transporta o oxigénio dos pulmões para o resto do corpo).

As células falciformes contêm hemoglobina anormal que faz com que as células tenham uma forma de foice, que não se movem facilmente através dos vasos sanguíneos - são rígidas e pegajosas e tendem a formar aglomerados e a ficar presas nos vasos sanguíneos.

Os aglomerados de células falciformes bloqueiam o fluxo sanguíneo nos vasos sanguíneos que levam aos membros e órgãos. A obstrução dos vasos sanguíneos pode causar dor, infecções graves e lesões nos órgãos.

Na anemia falciforme, o número de glóbulos vermelhos é inferior ao normal porque as células falciformes não duram muito tempo. Normalmente, as células falciformes morrem após cerca de 10 a 20 dias e o organismo não consegue reproduzir os glóbulos vermelhos com rapidez suficiente para substituir os que estão a morrer, o que provoca anemia.

Anemia perniciosa

A anemia perniciosa é uma doença em que o organismo não consegue produzir glóbulos vermelhos saudáveis em quantidade suficiente porque não tem vitamina B12 (um nutriente que se encontra em certos alimentos). As pessoas que sofrem de anemia perniciosa não conseguem absorver vitamina B12 suficiente devido à falta de fator intrínseco (uma proteína produzida no estômago). No entanto, outras doenças e factores podem também causar deficiência de vitamina B12.

Anemia de Fanconi

A anemia de Fanconi, ou AF, é uma doença sanguínea rara e hereditária que leva à insuficiência da medula óssea. A AF é um tipo de anemia aplástica que impede a medula óssea de produzir novas células sanguíneas em quantidade suficiente para que o organismo funcione normalmente. A FA pode também causar a formação de células sanguíneas anómalas. Isto pode levar a problemas de saúde graves, como a leucemia.

Pode também afetar muitos dos órgãos, tecidos e sistemas do corpo. As crianças que herdam a AF correm um risco maior de nascer com defeitos congénitos, e as pessoas que têm AF correm um risco maior de contrair alguns cancros e outros problemas de saúde graves.

O SISTEMA RETICULOENDOTELIAL (RES)

O sistema reticuloendotelial (SR) é uma população heterogénea de células fagocíticas em tecidos fixados sistemicamente que desempenham um papel importante na eliminação de partículas e substâncias solúveis na circulação e nos tecidos, fazendo parte do sistema imunitário. As substâncias que são eliminadas incluem complexos imunes, bactérias, toxinas e antigénios exógenos.

As RES: Consiste nas células fagocíticas localizadas no tecido conjuntivo reticular, principalmente monócitos e macrófagos. Uma vez que a fagocitose é o seu papel principal, foi sugerido como nome alternativo o sistema fagocítico mononuclear.

O SISTEMA LINFÁTICO

O sistema linfático é uma rede de tecidos, vasos e órgãos que trabalham em conjunto para transportar um líquido incolor e aquoso chamado linfa de volta para o sistema circulatório (a corrente sanguínea).

Todos os dias, cerca de 20 litros de plasma passam pelas artérias do corpo e pelos vasos sanguíneos e capilares arteriais mais pequenos. Depois de fornecer nutrientes às células e tecidos do corpo e de receber os seus resíduos, cerca de 17 litros são devolvidos à circulação através das veias. Os restantes três litros infiltram-se através dos capilares e entram nos tecidos do corpo. O sistema linfático recolhe este excesso de fluido, agora chamado linfa, dos tecidos do corpo e transporta-o até ser devolvido à corrente sanguínea.

O sistema linfático tem muitas funções:

1. **Mantém os níveis de fluidos no corpo:** O sistema linfático recolhe o excesso de líquido que é drenado das células e tecidos de todo o corpo e devolve-o à corrente sanguínea, que é depois recirculado pelo corpo.
2. **Absorve as gorduras do trato digestivo:** A linfa absorve os fluidos dos intestinos que contêm gorduras e proteínas e transporta-os de volta para a corrente sanguínea.
3. **Protege o corpo contra invasores estranhos:** O sistema linfático faz parte do sistema imunitário. Produz e liberta linfócitos (glóbulos brancos) e outras células imunitárias que monitorizam e destroem os invasores estranhos - como bactérias, vírus, parasitas e fungos - que podem entrar no corpo.
4. **Transporta e remove produtos residuais** e células anormais da linfa.

O sistema linfático é composto por várias partes. Estas incluem:

Linfa: A linfa, também designada por fluido linfático, é um conjunto de fluido extra que é drenado das células e dos tecidos (que não é reabsorvido pelos capilares) e de outras substâncias. As outras substâncias incluem proteínas, minerais, gorduras, nutrientes, células danificadas, células cancerígenas e invasores estranhos (bactérias, vírus, etc.). A linfa também transporta os glóbulos brancos que combatem as infecções (linfócitos).

Gânglios linfáticos: Os gânglios linfáticos são glândulas em forma de feijão que controlam e limpam a linfa à medida que esta é filtrada através deles. Os gânglios filtram as células danificadas e as células cancerígenas. Estes gânglios linfáticos também produzem e armazenam linfócitos e outras células do sistema imunitário que atacam e destroem bactérias e outras substâncias nocivas no fluido. Existem cerca de 600 gânglios linfáticos espalhados pelo corpo. Alguns existem como um único nódulo; outros são grupos estreitamente ligados, chamados cadeias. Algumas das localizações mais conhecidas dos gânglios linfáticos são as axilas, as virilhas e o pescoço. Os gânglios linfáticos estão ligados a outros pelos vasos linfáticos.

Vasos linfáticos: Os vasos linfáticos são a rede de capilares (microvasos) e uma grande rede de tubos localizados em todo o corpo que transportam a linfa para fora dos tecidos. Os vasos linfáticos recolhem e filtram a linfa (nos nódulos) à medida que esta continua a deslocar-se em direção a vasos maiores denominados canais colectores. Estes vasos funcionam de forma muito semelhante às veias: trabalham a uma pressão muito baixa e têm uma série de válvulas para manter o fluido a mover-se numa direção.

Ductos colectores: Os vasos linfáticos esvaziam a linfa no ducto linfático direito e no ducto linfático esquerdo (também chamado ducto torácico). Estes ductos ligam-se à veia subclávia, que devolve a linfa à corrente sanguínea. A veia subclávia passa por baixo da clavícula. O retorno da linfa à corrente sanguínea ajuda a manter o volume e a pressão sanguínea normais. Também evita a acumulação excessiva de líquido à volta dos tecidos (chamada edema).

SPLEEN:

O baço é um órgão presente em todos os vertebrados. De estrutura semelhante a um grande gânglio linfático, actua principalmente como filtro de sangue. O baço desempenha um papel muito importante no que diz respeito aos glóbulos vermelhos (eritrócitos) e ao sistema imunitário. Elimina os glóbulos vermelhos velhos e mantém uma reserva de sangue, que pode ser valiosa em caso de choque hemorrágico, e também recicla o ferro.

Como parte do sistema de fagócitos mononucleares, metaboliza a hemoglobina removida dos glóbulos vermelhos senescentes (eritrócitos). A porção globina da hemoglobina é degradada nos seus aminoácidos constitutivos e a porção heme é metabolizada em bilirrubina, que é removida no fígado.

O baço alberga linfócitos produtores de anticorpos na sua polpa branca e monócitos que removem bactérias revestidas de anticorpos e células sanguíneas revestidas de anticorpos através da circulação sanguínea e dos gânglios linfáticos. Estes monócitos, ao deslocarem-se para tecidos lesados (como o coração após enfarte do miocárdio), transformam-se em células dendríticas e macrófagos, promovendo a cicatrização dos tecidos. O baço é um centro de atividade do sistema de fagócitos mononucleares e é análogo a um grande nódulo linfático, uma vez que a sua ausência provoca uma predisposição para determinadas infecções.

Timo

Este órgão está localizado na parte superior do tórax, por baixo do osso do peito. Este órgão amadurece um tipo específico de glóbulo branco que combate os organismos estranhos.

Amígdalas e adenoide: Estes órgãos linfóides capturam os agentes patogénicos dos alimentos que ingerimos e do ar que respiramos. São a primeira linha de defesa do seu corpo contra invasores estranhos.

Medula óssea: É o tecido macio e esponjoso no centro de certos ossos, como o osso da anca e o esterno. Na medula óssea são produzidos glóbulos brancos, glóbulos vermelhos e plaquetas.

Manchas de Peyer: São pequenas massas de tecido linfático na membrana mucosa que reveste o intestino delgado. Estas células linfóides monitorizam e destroem as bactérias nos intestinos.

Apêndice: O apêndice contém tecido linfoide que pode destruir as bactérias antes de estas penetrarem na parede do intestino durante a absorção. Os cientistas também acreditam que o apêndice desempenha um papel no alojamento de "bactérias boas" e na repovoação do nosso intestino com bactérias boas após a eliminação de uma infeção.

Perturbações do sistema linfático:

As doenças e perturbações comuns do sistema linfático incluem:

Gânglios linfáticos aumentados (inchados) (linfadenopatia): Os gânglios

linfáticos aumentados são causados por infeção, inflamação ou cancro. As infecções comuns que podem causar gânglios linfáticos aumentados incluem faringite estreptocócica, mononucleose, infeção por VIH e feridas cutâneas infectadas. A linfadenite refere-se à linfadenopatia que é causada por uma infeção ou inflamação.
Inchaço ou acumulação de líquido (linfedema): O linfedema pode resultar de um bloqueio no sistema linfático causado por tecido cicatricial de vasos linfáticos danificados ou nódulos. O linfedema também é frequentemente observado quando os gânglios linfáticos são removidos de pessoas que foram submetidas a cirurgia ou radiação para remover o cancro. A acumulação de líquido linfático é mais frequente nos braços e nas pernas. O linfedema pode ser muito ligeiro ou bastante doloroso, desfigurante e incapacitante. As pessoas com linfedema correm o risco de contrair infecções cutâneas profundas graves e potencialmente fatais.
Cancros do sistema linfático: O linfoma é um cancro dos gânglios linfáticos e ocorre quando os linfócitos crescem e se multiplicam de forma descontrolada. Existem vários tipos diferentes de linfoma, incluindo o linfoma de Hodgkin e o linfoma não Hodgkin. Os tumores cancerosos também podem bloquear os canais linfáticos ou estar perto dos gânglios linfáticos e interferir com o fluxo da linfa através do gânglio.

CAPÍTULO IV

1. SISTEMA NERVOSO.

O sistema nervoso é classificado em sistema nervoso central e sistema nervoso periférico. O sistema nervoso central (SNC) é constituído pelo cérebro e pela medula espinal, ficando tudo o resto no sistema nervoso periférico (SNP). Os gânglios são agrupamentos de corpos de células nervosas que se encontram por todo o corpo. Fazem parte do sistema nervoso periférico e transportam sinais nervosos de e para o sistema nervoso central.

Classificação do sistema nervoso periférico

O sistema nervoso periférico é classificado em dois sistemas: o sistema nervoso somático e o sistema nervoso autónomo. Cada sistema contém 2 componentes:

O braço aferente é constituído por neurónios sensoriais (ou aferentes) que vão dos receptores até ao SNC. Os nervos aferentes detectam o ambiente externo através de receptores para estímulos externos, como a pressão ou a temperatura, etc. Os nervos aferentes existem tanto no sistema nervoso somático como no sistema nervoso autónomo, uma vez que ambos podem utilizar sinais sensoriais para alterar a sua atividade. O braço eferente é constituído por neurónios motores (ou efectores) que vão do SNC até ao órgão efector. Os órgãos efectores podem ser músculos ou glândulas.

2. SISTEMAS NERVOSOS SOMÁTICO E AUTÓNOMO

O sistema nervoso somático do SNP é responsável pelo controlo voluntário e consciente dos músculos esqueléticos (órgão efector). O seu braço aferente liga os receptores sensoriais na superfície do corpo ou mais profundamente dentro dele aos circuitos de processamento relevantes, enquanto o braço eferente controla diretamente os músculos esqueléticos utilizando os nervos motores. O sistema nervoso autónomo (visceral) controla as funções viscerais do corpo e actua, em grande parte, de forma inconsciente. Estas funções viscerais incluem a regulação do ritmo cardíaco, a digestão, a salivação, a micção, a digestão e muitas outras. O braço aferente (sensorial) deste sistema inclui receptores que monitorizam a pressão arterial, os níveis de dióxido de carbono e de oxigénio no sangue ou a composição química do conteúdo do trato gastrointestinal. O braço eferente deste sistema pode ainda ser subdividido nos componentes parassimpático (PSNS) e simpático (SNS), que controlam numerosos músculos lisos e glândulas. O sistema nervoso entérico é classificado como um componente separado do sistema nervoso autónomo e, por vezes, é mesmo considerado um terceiro ramo independente do SNP.

3. SISTEMAS NERVOSOS SIMPÁTICO E PARASSIMPÁTICO

O SNS e o PSNS são subdivisões do sistema nervoso autónomo. O sistema nervoso autónomo tem uma estrutura única, uma vez que utiliza um sistema sequencial de duas vias.

neurónio eferente. Assim, o neurónio pré-ganglionar deve primeiro viajar para um gânglio, um conjunto de corpos celulares neuronais no SNP, e fazer sinapse nele.

Um gânglio dá então origem a um neurónio pós-ganglionar que inerva o órgão-alvo.

SISTEMA NERVOSO SIMPÁTICO

O SNS é responsável pela resposta de luta ou fuga do organismo e tem origem nos segmentos toracolombares da medula espinal. Incorpora neurónios pré-ganglionares curtos e neurónios pós-ganglionares longos Os neurónios pré-ganglionares utilizam a acetilcolina como neurotransmissor, enquanto os neurónios pós-ganglionares utilizam a noradrenalina. A exceção a esta regra é a inervação das glândulas sudoríparas e das células cromafins da medula suprarrenal, que são colinérgicas, pois utilizam a acetilcolina como neurotransmissor. O gânglio é o agrupamento.

Outra exceção são as células cromafins da medula suprarrenal. Estas células actuam como um gânglio simpático modificado, sem os neurónios pós-ganglionares. Assim, a ativação das células cromafins através das células pré-ganglionares leva à libertação de dois neurotransmissores: a adrenalina e, em menor grau, a noradrenalina, diretamente na corrente sanguínea.

As acções mediadas pelo SNS são mais evidentes quando o organismo é confrontado com situações de stress. O SNS é concebido para mobilizar as reservas de energia, permitindo-nos fazer face ao stress e aumentar as nossas hipóteses de sobrevivência.

SISTEMA NERVOSO PARASSIMPÁTICO

O SNPS é responsável pelas acções de repouso e digestão do corpo. Tem origem nos segmentos craniossacrais da medula espinal. Este sistema é constituído por neurónios pré-ganglionares longos e neurónios pós-ganglionares curtos. Tanto os neurónios pré-ganglionares como os pós-ganglionares utilizam o neurotransmissor acetilcolina.

4. ORIGEM E FUNÇÕES DOS NERVOS ESPINAIS:

Um nervo espinal é um nervo misto, que transporta sinais motores, sensoriais e autonómicos entre a medula espinal e o corpo. No corpo humano existem 31 pares de nervos espinais, um de cada lado da coluna vertebral. Estes estão agrupados nas correspondentes regiões cervical, torácica, lombar, sacral e coccígea da coluna vertebral. Existem oito pares de nervos cervicais, doze pares de nervos torácicos, cinco pares de nervos lombares, cinco pares de nervos sacrais e um par de nervos coccígeos. Os nervos espinhais fazem parte do sistema nervoso periférico.

Estrutura do nervo espinal:

Cada nervo espinhal é um nervo misto, formado pela combinação de fibras nervosas das suas raízes dorsal e ventral. A raiz dorsal é a raiz sensorial aferente e transporta a informação sensorial para o cérebro. A raiz ventral é a raiz motora eferente e transporta a informação motora do cérebro. O nervo espinal emerge da coluna vertebral através de uma abertura (forame intervertebral) entre vértebras adjacentes. Isto é verdade para todos os nervos espinais, exceto para o primeiro par de nervos espinais (C1), que emerge entre o osso occipital e o atlas (a primeira vértebra). Assim, os nervos cervicais são numerados pela vértebra abaixo, exceto o nervo espinal C8, que existe abaixo da vértebra C7 e acima da vértebra T1. Os nervos torácicos, lombares e sacrais são então numerados pela vértebra acima. No caso de uma vértebra S1 lombarizada (também conhecida como L6) ou uma vértebra L5 sacralizada, os nervos são normalmente contados até L5 e o próximo nervo é S1.

Nervos cervicais

Os nervos cervicais são os nervos espinais das vértebras cervicais no segmento cervical da medula espinal. Embora existam sete vértebras cervicais (C1-C7), existem oito nervos cervicais C1-C8. C1-C7 emergem acima das suas vértebras correspondentes, enquanto C8 emerge abaixo da vértebra C7. Em todos os outros pontos da coluna vertebral, o nervo emerge abaixo da vértebra com o mesmo nome.

Nervos torácicos

Os nervos torácicos são os doze nervos espinais que emergem das vértebras torácicas. Cada nervo torácico T1 -T12 origina-se por baixo de cada vértebra torácica correspondente. Os ramos também saem da coluna vertebral e vão diretamente para os gânglios paravertebrais do sistema nervoso autónomo, onde estão envolvidos nas funções dos órgãos e glândulas da cabeça, do pescoço, do tórax e do abdómen.

Nervos lombares

Os nervos lombares são os cinco nervos espinais que emergem das vértebras lombares. Estão divididos em divisões posterior e anterior.

Nervos sacrais

Os nervos sacrais são os cinco pares de nervos espinhais que saem do sacro na extremidade inferior da coluna vertebral. As raízes destes nervos começam no interior da coluna vertebral ao nível da vértebra L1, onde começa a cauda equina, e depois descem para o sacro.

Existem cinco nervos sacrais emparelhados, metade dos quais emergem através do sacro do lado esquerdo e a outra metade do lado direito. Cada nervo emerge em duas divisões: uma divisão através do forame sacral anterior e a outra divisão através do forame sacral posterior.

Nervo coccígeo

Os nervos coccígeos bilaterais, Co, são o 31º par de nervos espinhais. Surge do cone medular e seu ramo ventral ajuda a formar o plexo coccígeo. Não se divide em um ramo medial e lateral. As suas fibras são distribuídas para a pele superficial e posterior ao osso cóccix através do nervo anococcígeo do plexo do nervo coccígeo.

Significado clínico

Os músculos que uma determinada raiz espinhal fornece são o miótomo desse nervo, e os dermátomos são as áreas de inervação sensorial na pele para cada nervo espinhal. As lesões de uma ou mais raízes nervosas resultam em padrões típicos de defeitos neurológicos (fraqueza muscular, sensação anormal, alterações nos reflexos) que permitem a localização da lesão responsável.

Existem vários procedimentos utilizados na estimulação do nervo sacro para o tratamento de várias perturbações relacionadas.

5. ORIGEM E FUNÇÕES DOS NERVOS CRANIANOS.

Os nervos cranianos são os nervos que emergem diretamente do cérebro (incluindo o tronco cerebral). Em contraste, os nervos espinhais emergem de segmentos da medula espinhal. Os nervos cranianos transmitem informações entre o cérebro e partes do corpo, principalmente de e para regiões da cabeça e do pescoço.

Cada nervo craniano é um par e está presente em ambos os lados. A numeração dos nervos cranianos baseia-se na ordem em que emergem do cérebro, da frente para trás (tronco cerebral).

Os nervos terminais, os nervos olfactivos (I) e os nervos ópticos (II), emergem do cérebro ou prosencéfalo, e os restantes dez pares emergem do tronco cerebral, que é a parte inferior do cérebro. Os nervos cranianos são considerados componentes do sistema nervoso periférico.

No entanto, a nível estrutural, os nervos olfactivos, ópticos e terminais são mais precisamente considerados parte do sistema nervoso central.

Os 12 nervos cranianos são apresentados na figura abaixo, seguidos de breves descrições.

1. Nervo olfativo: Sentido do olfato.
2. Nervo ótico: Capacidade de ver.
3. Nervo oculomotor: Capacidade de mover e piscar os olhos.
4. Nervo troclear: Capacidade de mover os olhos para cima e para baixo ou para trás e para a frente.
5. Nervo trigémeo: Sensações no rosto e nas bochechas, paladar e movimentos do maxilar.
6. Nervo abducente: Capacidade de mover os olhos.
7. Nervo facial: Expressões faciais e sentido do paladar.
8. Nervo auditivo/vestibular: Sentido da audição e do equilíbrio.
9. Nervo glossofaríngeo: Capacidade de saborear e engolir.
10. Nervo vago: Digestão e ritmo cardíaco.
11. Nervo acessório (ou nervo acessório espinhal): Movimento dos músculos do ombro e do pescoço.
12. Nervo hipoglosso: Capacidade de mover a língua.

ÓRGÃOS DOS SENTIDOS

Os órgãos sensoriais são extensões especializadas do sistema nervoso que contêm neurónios sensoriais (aferentes) adaptados para responder a estímulos específicos e conduzir impulsos nervosos para o cérebro. Os órgãos sensoriais são muito específicos no que respeita aos estímulos a que respondem.

Os sentidos do corpo são classificados como sentidos gerais ou sentidos especiais. Os sentidos gerais incluem os receptores cutâneos (tato, pressão, calor, frio e dor) dentro da pele que proporcionam a sensação de tato. Os sentidos especiais estão localizados em órgãos receptores complexos e têm vias neurais extensas. Os sentidos especiais são os sentidos do paladar, do olfato, da visão, da audição e do equilíbrio.

O OLHO

As estruturas acessórias do olho protegem o olho ou permitem o movimento do olho. Estas estruturas incluem a órbita óssea, a sobrancelha, as pálpebras, o aparelho lacrimal (glândulas lacrimais que produzem fluido lacrimal ou lágrimas, e os canais lacrimais e o saco lacrimal, que drenam o fluido para a cavidade nasal) e os músculos oculares (responsáveis pelos movimentos oculares).

Estrutura do olho:

O olho esférico tem aproximadamente 25 mm (1 polegada) de diâmetro. É constituído por três túnicas (camadas), uma lente e duas cavidades principais - Retina Fibrosa Externa, Retina Vascular Média e Retina Interna.

Túnica fibrosa (camada exterior)

A túnica fibrosa tem duas partes. A esclera é composta por tecido conjuntivo denso e regular que suporta e protege o olho e é o local de fixação dos músculos oculares extrínsecos. A córnea transparente forma a superfície anterior do olho. A sua forma convexa refracta os raios de luz que entram.

Túnica vascular (camada intermédia)

A túnica vascular tem três partes. A coroide é uma camada fina e altamente vascularizada que fornece nutrientes e oxigénio ao olho e absorve a luz, impedindo-a de ser reflectida. O corpo ciliar é a porção anterior espessada da túnica vascular. Contém fibras musculares lisas que regulam a forma do cristalino. A íris forma a porção mais anterior da túnica vascular e é constituída por pigmento (que dá cor ao olho) e fibras musculares lisas dispostas num padrão circular e radial que regulam o diâmetro da pupila, que é a abertura no centro da íris.

Túnica interna (camada interna, ou retina)

A componente recetora do olho contém dois tipos de fotorreceptores. Os cones (cerca de 7 milhões de cones por olho) funcionam com intensidades de luz elevadas e são responsáveis pela visão diurna das cores e pela acuidade (nitidez); estão presentes à volta da fóvea central; têm uma resolução elevada e contêm o pigmento chamado iodopsina. Os bastonetes (cerca de 100 milhões por olho) funcionam a baixas intensidades de luz e são responsáveis pela visão nocturna (preto e branco). Estão localizados na periferia da retina, têm baixa resolução e contêm o pigmento chamado rodopsina. A retina contém também células bipolares, que fazem sinapse com os bastonetes e os cones, e células ganglionares, que fazem sinapse com as células bipolares. Os axónios das células ganglionares seguem ao longo da retina até ao disco ótico e formam o nervo ótico (NC II). A fóvea central é uma cavidade pouco profunda na parte posterior da retina que contém apenas cones. É a zona de visão mais nítida. À volta da fóvea central está a mácula lútea, que também tem uma grande quantidade de cones.

Lente

O cristalino é uma estrutura transparente e biconvexa composta por proteínas firmemente dispostas. Está envolvido numa cápsula do cristalino e é mantido no lugar pelo ligamento suspensor que se liga ao corpo ciliar. O cristalino foca os raios de luz para uma visão de perto e de longe.

Cavidades do olho

O interior do olho é separado pelo cristalino numa cavidade anterior e numa cavidade posterior (câmara vítrea). A cavidade anterior é parcialmente subdividida pela íris numa câmara anterior e numa câmara posterior. A cavidade anterior contém um líquido aquoso denominado humor aquoso. A cavidade posterior contém uma substância gelatinosa transparente denominada humor vítreo.

Visão

O campo de visão é o que uma pessoa percepciona visualmente. Existem três campos visuais: o campo macular, a área de visão mais aguçada, o campo binocular, a parte vista por ambos os olhos, mas não muito focada, e o campo monocular, a área vista por um olho e não partilhada pelo outro.

A via neural para a visão consiste no facto de os raios de luz atingirem os fotorreceptores na retina, o que provoca a transmissão de impulsos nervosos ao longo do nervo ótico até ao quiasma ótico. O trato ótico, uma continuação das fibras do nervo ótico a partir do quiasma ótico, transporta os impulsos para os lobos cerebrais occipitais, onde ocorre a visão.

Para que uma imagem seja focada na retina, quanto mais distante o objeto, mais plana deve ser a lente. Os ajustes na forma da lente, efectuados pelos músculos ciliares no corpo ciliar, são designados por acomodação. Quando estes músculos lisos se contraem, as fibras do ligamento suspensor afrouxam, fazendo com que o cristalino se torne mais espesso e convexo.

A ORELHA

O ouvido é o órgão da audição e do equilíbrio. É composto por três regiões principais: o ouvido externo, o ouvido médio e o ouvido interno.

O ouvido externo:

O ouvido externo está aberto ao ambiente externo e dirige as ondas sonoras para o ouvido médio. As estruturas do ouvido externo incluem o pavilhão auricular (pavilhão auricular), o canal auditivo externo e a membrana timpânica ("tímpano"). A aurícula direciona as ondas sonoras para o canal auditivo externo, um tubo carnudo de 2,5 cm que se encaixa no meato acústico externo ósseo. A fina membrana timpânica conduz as ondas sonoras para o ouvido médio.

O ouvido médio:

A cavidade do ouvido médio ou cavidade timpânica é o espaço cheio de ar medialmente à membrana timpânica. As estruturas do ouvido médio são os ossículos auditivos, os músculos auditivos e a trompa de Eustáquio. Os ossículos auditivos são três pequenos ossos que se estendem desde a membrana timpânica até à janela vestibular (oval): o martelo ("hammer"); a bigorna ("anvil"); e o estribo ("stirrup"). Estes pequenos ossos amplificam as ondas sonoras. Os músculos auditivos são dois pequenos músculos esqueléticos que funcionam de forma reflexiva para reduzir a pressão dos sons fortes antes que estes possam ferir o ouvido interno. A trompa auditiva (de Eustáquio) liga a cavidade do ouvido médio à faringe. Funciona para drenar a humidade da cavidade do ouvido médio e para igualar a pressão do ar em ambos os lados da membrana timpânica.

O ouvido interno:

O ouvido interno contém os órgãos da audição (cóclea) e do equilíbrio (aparelho vestibular). As estruturas do ouvido interno são descritas a seguir. O labirinto ósseo é uma rede de cavidades que consiste em três canais semicirculares ósseos, a ampola na base de cada canal semicircular, um vestíbulo central e a cóclea. O labirinto membranoso é um sistema intercomunicante de ductos membranosos situados no labirinto ósseo. As suas partes são denominadas em conjunto com as do labirinto ósseo.

Os canais semicirculares membranosos e as suas ampolas possuem receptores sensíveis aos movimentos de rotação da cabeça. O vestíbulo é constituído por um utrículo e um sáculo de ligação, que possuem receptores sensíveis à gravidade e aos movimentos lineares da cabeça. Estas estruturas constituem o aparelho vestibular. O labirinto membranoso é preenchido por um fluido, a endolinfa, e no exterior do labirinto membranoso encontra-se um fluido chamado perilinfa. A janela vestibular (oval), uma abertura coberta por uma membrana do ouvido médio para o ouvido interno, está localizada na base do estribo, onde transfere as ondas sonoras do meio sólido dos ossículos auditivos para o meio fluido da cóclea. No interior da cóclea encontra-se o ducto coclear membranoso e o órgão espiral (órgão de Corti), os órgãos da audição. A janela coclear (janela redonda) situa-se diretamente abaixo da janela vestibular que reverbera em resposta a sons fortes.

Audição

- As ondas sonoras são canalizadas pela aurícula para o meato auditivo externo.
- As ondas sonoras atingem a membrana timpânica, fazendo-a vibrar.
- As vibrações da membrana timpânica são amplificadas ao passarem pelo martelo, bigorna e estribo.
- A janela vestibular é empurrada para trás e para a frente pelo estribo, provocando ondas de pressão na perilinfa da cóclea.
- As ondas de pressão são propagadas para a endolinfa contida no ducto coclear.
- A estimulação das células ciliadas no interior do órgão espiral da cóclea provoca a geração de impulsos nervosos no nervo coclear (NC VIII), que passam para a ponte do cérebro.

GOSTO:

Os receptores para o sentido do paladar (gustação) estão localizados em papilas

gustativas na superfície da língua. As papilas gustativas estão associadas a projecções da língua em forma de cavilha, denominadas papilas linguais. Algumas papilas gustativas estão também localizadas nas membranas mucosas do palato e da faringe. A papila gustativa contém um conjunto de 40 a 60 células gustativas, cada uma inervada por um neurónio sensorial, bem como muitas outras células de apoio. As quatro sensações gustativas primárias são doce (evocada por açúcares, glicóis e aldeídos); azeda (evocada por H+, razão pela qual todos os ácidos têm sabor azedo); amarga (evocada por alcalóides); e salgada (evocada por aniões
de sais ionizáveis). A inervação sensorial da língua e da faringe é efectuada por um ramo do nervo facial, NC VI, a partir do nervo anterior
2/3 da língua, o nervo gloxxofaríngeo, NC IX, a partir do 1/3 posterior da língua, e o nervo vago, CN X, a partir da região faríngea. As sensações gustativas são transmitidas ao tronco cerebral, depois ao tálamo e, finalmente, ao córtex cerebral, onde ocorre a perceção do gosto.

5.1. CHEIRO:

Os receptores para o sentido do olfato (olfato) estão localizados na mucosa nasal da concha nasal superior.

Tal como os receptores gustativos, os receptores olfactivos são quimiorreceptores, neurónios especializados que respondem a estímulos químicos e necessitam de um ambiente húmido para funcionar.

Os químicos transportados pelo ar dissolvem-se na camada mucosa que reveste a parte superolateral da cavidade nasal. O nervo olfativo, NC I, transmite a maioria dos impulsos relacionados com o olfato. As sensações olfactivas são transmitidas ao longo de cada trato olfativo para as porções olfactivas do córtex cerebral, onde ocorre a perceção olfactiva.

Na maioria dos vertebrados, o bolbo olfativo é a parte mais avançada do cérebro. No entanto, nos seres humanos, o bolbo olfativo encontra-se na parte inferior do cérebro.

O bolbo olfativo transmite a informação olfactiva do nariz para o cérebro e é, portanto, necessário para o bom funcionamento do olfato. Tendo isto em conta, as suas funções potenciais podem ser classificadas em quatro categorias gerais:

1. Melhorar a discriminação entre odores
2. Aumento da sensibilidade da deteção de odores
3. Filtragem de muitos odores de fundo para melhorar a transmissão de alguns odores selecionados
4. Permitindo que as zonas cerebrais superiores envolvidas na excitação e na atenção modifiquem a deteção ou a discriminação dos odores.

Existem dezenas de milhões de células receptoras olfactivas, mas apenas cerca de 2000 glomérulos.

Os glomérulos recebem entradas de 5000 a 10 000 células receptoras olfactivas, mas apenas 10 a 25 células mitrais.

As células mitrais são neurónios que fazem parte do sistema olfativo. Os processos de cheirar e provar começam quando as moléculas se desprendem das substâncias e flutuam para o nariz ou para a boca. Em ambos os casos, as moléculas têm de se dissolver no muco aquoso para se ligarem às células e as estimularem. Estas células transmitem mensagens às áreas cerebrais onde percebemos os odores e os sabores e onde nos lembramos de pessoas, locais ou acontecimentos associados a estas sensações olfactivas (cheiros) e gustativas (sabores).

Os seguintes itens podem prejudicar ou eliminar a capacidade de uma pessoa de cheirar ou detetar odores:

1. Condições médicas - Traumatismo craniano, acidente vascular cerebral, hematoma subdural, tumores, hemorragias, infecções, convulsões e lesões nervosas, doenças de Parkinson e de Alzheimer.
2. Alterações físicas - nariz empinado, constipações, alergias, respiração pela boca, dentaduras.
3. Envelhecimento e genética - deformações ósseas, fenda palatina, perda de receptores.
4. Danos tóxicos - ácidos, solventes, insecticidas, produtos químicos.

CAPÍTULO V

1. CORAÇÃO:

O coração é um órgão muscular oco, com quatro câmaras, especializado no bombeamento de sangue através dos vasos do corpo. Está localizado no mediastino, onde está rodeado por uma membrana fibrosa resistente chamada pericárdio. O pericárdio parietal é um saco frouxo composto por uma camada externa de fibras que protege o coração e uma camada interna de xerose que segrega o líquido pericárdico. O pericárdio visceral é uma membrana serosa que constitui a camada exterior da parede do coração (o epicárdio). O espaço entre o pericárdio parietal e o pericárdio visceral é a cavidade pericárdica. O líquido pericárdico encontra-se dentro desta cavidade e tem a função de lubrificar a superfície do coração.

O coração é composto por três camadas, da superficial à profunda:

- Epicárdio: Membrana serosa de tecidos conjuntivos coberta por epitélio Revestimento exterior que lubrifica
- Miocárdio: Tecido muscular cardíaco e tecidos conjuntivos Camada contrátil, camada mais espessa
- Endocárdio: Membrana epitelial e tecidos conjuntivos Reforço do revestimento interno protetor do coração.

Estrutura interna

O coração é uma bomba dupla de quatro câmaras (Figura 15-1). Consiste em átrios superiores direito e esquerdo que pulsam juntos, e ventrículos inferiores direito e esquerdo que também se contraem juntos. Os átrios são separados pelo septo interatrial fino e muscular, enquanto os ventrículos são separados pelo septo interventricular espesso e muscular. As válvulas atrioventriculares (válvulas AV) estão localizadas entre as câmaras superior e inferior do coração, e as válvulas semilunares estão nas bases dos dois grandes vasos (o tronco pulmonar e a aorta) que saem do coração.

Cada cúspide das válvulas atrioventriculares é mantida em posição por fortes cordas tendinosas, as cordas tendíneas, que são fixadas à parede venicular por músculos papilares em forma de cone. Todas as válvulas do coração impedem o refluxo do sangue para a câmara anterior após a tração das paredes musculares do coração.

2. CIRCULAÇÃO SANGUÍNEA:

O sistema circulatório (sistema cardiovascular) bombeia o sangue do coração para os pulmões para obter oxigénio. O coração envia depois o sangue oxigenado através das artérias para o resto do corpo. As veias transportam o sangue pobre em oxigénio de volta ao coração para recomeçar o processo de circulação.

Circulação sistémica

Circulação sistémica, em fisiologia, o circuito de vasos que fornece sangue oxigenado aos tecidos do corpo e que o devolve aos tecidos desoxigenados, em oposição à circulação pulmonar. O sangue é bombeado do ventrículo esquerdo do coração através da aorta e dos ramos arteriais para as arteríolas e através dos capilares, onde atinge um equilíbrio com o fluido dos tecidos, sendo depois drenado através das vénulas para as veias e regressa, através das veias cavas, à aurícula direita do coração. A pressão no sistema arterial, resultante da ação do coração e da distensão do sangue, mantém o fluxo sanguíneo sistémico. No entanto, a via sistémica é constituída por muitos circuitos em paralelo, cada um dos quais tem a sua própria resistência arteriolar que determina o fluxo sanguíneo independentemente do fluxo e da pressão globais e sem necessariamente os perturbar. Por exemplo, o fluxo sanguíneo através do trato digestivo aumenta após as refeições e o fluxo através dos músculos em atividade aumenta durante o exercício.

Circulação pulmonar

O circuito pulmonar refere-se à circulação do sangue do coração para os pulmões e depois de volta para o coração. As estruturas que fazem parte do circuito pulmonar são o ventrículo direito, o tronco pulmonar e as artérias pulmonares, a rede capilar nos pulmões, as veias pulmonares que devolvem o sangue ao coração e a aurícula esquerda, que recebe este sangue oxigenado. O circuito sistémico refere-se à circulação do sangue de e para todos os outros tecidos do corpo. Os componentes deste circuito são o ventrículo esquerdo, as artérias e os capilares,

e as veias que vão para todos os tecidos do corpo, e a aurícula direita, que recebe o sangue desoxigenado quando este regressa de todos os tecidos do corpo.

Circulação coronária:

O suprimento sanguíneo para o miocárdio é feito pelas artérias coronárias direita e esquerda, que saem da aorta ascendente logo após a válvula semilunar aórtica. A artéria coronária esquerda dá origem às artérias interventricular anterior e circunflexa, e a artéria coronária direita dá origem às artérias interventricular posterior e marginal. A veia cardíaca magna e a veia cardíaca média retornam o sangue para o seio coronário, que se esvazia no átrio direito.

3. SISTEMA DE CONDUÇÃO DO CORAÇÃO:

O sistema de condução é a rede de nós (grupos de células que podem ser tecido nervoso ou muscular), células especializadas e sinais eléctricos que mantêm o coração a bater.

Dois tipos de células controlam os batimentos cardíacos:

- **As células condutoras transportam os sinais eléctricos.**
- **As células musculares controlam as contracções do coração.**

O sistema de condução do coração (cardíaco) envia o sinal para iniciar o batimento cardíaco. Também envia sinais que dizem a diferentes partes do coração para relaxar e contrair (apertar). Este processo de contração e relaxamento controla o fluxo sanguíneo através do coração e para o resto do corpo. O sistema de condução é constituído por tecidos nodais (fibras musculares cardíacas especializadas) que iniciam a condução das ondas de despolarização através do miocárdio. O pacemaker do coração é o nódulo sinoatrial (nódulo SA) localizado na parede posterior da aurícula direita. Despolariza espontaneamente a um ritmo de 70 a 80 vezes por minuto, provocando a contração das aurículas. Os impulsos do nódulo SA passam para o nódulo atrioven- tricular (nódulo AV) no septo interatrial, para o feixe atrioventricular (feixe AV) no septo interventricular e, finalmente, para as miofibras de condução (fibras de Purkinje) nas paredes ventriculares. A estimulação das miofibras de condução provoca a contração simultânea do ventrículo. Os nódulos SA e AV são inervados por fibras nervosas simpáticas e parassimpáticas. Os impulsos simpáticos aceleram a ação cardíaca; os impulsos parassimpáticos através do vago (SNC) desaceleram a ação cardíaca. Esses impulsos são regulados pelos centros cardíacos no hipotálamo e na medula oblonga.

4. CICLO CARDÍACO:

O ciclo cardíaco é o intervalo de tempo entre um batimento cardíaco e outro batimento cardíaco. É constituído por uma fase de relaxamento, denominada diástole, seguida de uma fase de contração, denominada sístole. Os principais acontecimentos do ciclo, com início a meio da diástole, são os seguintes:

Diástole tardia. As aurículas e os ventrículos estão relaxados, as válvulas AV estão abertas e as válvulas semilunares estão fechadas. O sangue flui pas- sivamente dos átrios para os ventrículos.

Diástole atrial. Os átrios contraem-se e bombeiam o sangue adicional para os ventrículos.

- Sístole ventricular. No início da contração ventricular, as válvulas AV fecham-se, originando o primeiro som cardíaco, "lub". Quando a pressão no ventrículo direito ultrapassa a pressão diastólica na artéria pulmonar (10 mmHg) e a pressão no ventrículo esquerdo ultrapassa a pressão diastólica na aorta (80 mmHg), as válvulas semilunares abrem-se e inicia-se a ejeção ventricular. Em condições normais de repouso, a pressão atinge 25 mmHg no lado direito e 120 mmHg no lado esquerdo. O volume sistólico, volume de sangue ejetado de cada ventrículo, é de 70 a 90 mL.
- Diástole precoce. Quando os ventrículos começam a relaxar, a pressão cai rapidamente. As válvulas semilunares fecham-se, impedindo o refluxo para os ventrículos a partir das artérias e provocando o segundo som cardíaco, "dub". As válvulas AV abrem-se e o sangue começa a fluir das aurículas para os ventrículos.

2. SAÍDA CARDÍACA

O volume de sangue bombeado pelo ventrículo esquerdo em 1 minuto é chamado de débito cardíaco e pode ser calculado como

Débito cardíaco (C.O.) = Volume do curso (S.V.) x Frequência cardíaca (H.R.)

1. O C.O. é aumentado por:

a. Estimulação simpática do coração.

b. Aumento do volume diastólico final (lei de Starling do coração).

c. Várias formas de anemia que resultam na diminuição da resistência periférica total. A O.C. é diminuída pela diminuição do retorno venoso.

3. RITMO CARDÍACO:

A frequência cardíaca é definida como o número de batimentos cardíacos por unidade de tempo, normalmente por minuto. A frequência cardíaca baseia-se no número de contracções dos ventrículos (as câmaras inferiores do coração). A frequência cardíaca pode ser demasiado rápida (taquicardia) ou demasiado lenta (bradicardia).

O pulso é uma protuberância de uma artéria resultante das ondas de sangue que percorrem os vasos sanguíneos de cada vez que o coração bate. O pulso é frequentemente medido no pulso para estimar a frequência cardíaca.

4. TAXA DE PULSAÇÃO:

A frequência do pulso é definida como a expansão e o alongamento das paredes arteriais produzidas passivamente pelas alterações de pressão durante a sístole (contração) e a diástole (relaxamento) dos ventrículos. O exame do pulso é de grande importância clínica. O exame do pulso permite conhecer o estado do coração, o estado das artérias, a extensão da pressão arterial, etc.

Ao examinar a pulsação, há que ter em conta as seguintes caraterísticas:

1. Frequência: Significa a frequência do pulso por minuto.
2. Ritmo: Indica se os batimentos são equidistantes ou não.
3. Volume: Significa a subida da onda de pulso acima do nível diastólico.
4. Tensão: É a medida aproximada da pressão sistólica.

Procedimento: Palpar as artérias superficiais, pressionando-as contra os ossos subjacentes. Normalmente, é selecionada a artéria radial no pulso, ao nível do pulso. A frequência do pulso é registada durante um minuto

Valor normal:

- Nos recém-nascidos é de 140 batimentos por minuto
- Em crianças de 5 anos, é de 100 batimentos por minuto
- No ser humano adulto 60 - 80 batimentos/ min.

O aumento da frequência de pulso acima do valor normal indica taquicardia, enquanto a diminuição da frequência de pulso
abaixo do valor normal indica bradicardia.

5. POTENCIAL DE ACÇÃO:

Um cardiomiócito individual (músculo cardíaco) contrai-se quando os iões de cálcio entram na célula. Estes iões de cálcio também têm de ser transportados para fora da célula para evitar uma sobrecarga de cálcio. Em cada batimento cardíaco, os iões entram e saem da célula através de canais iónicos na membrana celular.

Este processo é desencadeado por um sinal elétrico transmitido pelas células vizinhas. Em resposta, o cardiomiócito despolariza-se. Ao fazê-lo, também produz o seu próprio sinal elétrico, o potencial de ação.

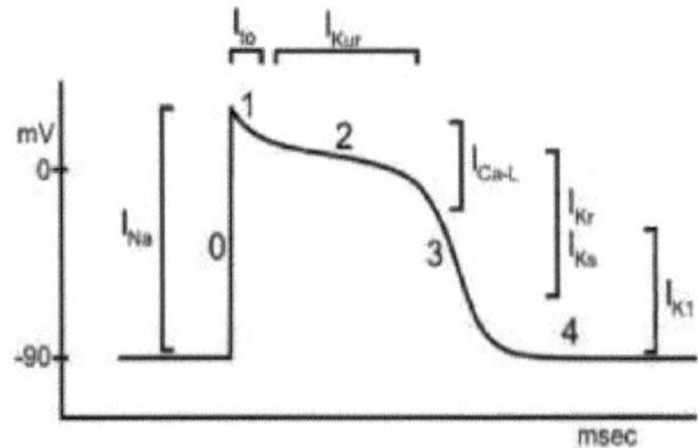

Este potencial de ação comporta uma série de fases;

Fase 4, também conhecida como fase de repouso. O potencial de membrana é de -

90mV
Fase 0: os canais de sódio rápidos abrem-se e o sódio entra na célula (despolariza-se). Isto resulta numa subida rápida.
Fase 1, o potássio sai da célula (efluxo), o que aumenta o potencial de membrana, que volta a 0mV
Fase 2, também conhecida como fase de planalto. Esta fase é caracterizada pelo efluxo de potássio e influxo de cálcio.
Fase 3, o efluxo de potássio excede o influxo de cálcio. O potencial de membrana diminui para 90mV (repolarização).

6. ANATOMIA DOS VASOS SANGUÍNEOS

O coração bombeia o sangue para vasos que variam em estrutura, tamanho e função, e existem vários tipos: artérias, arteríolas, capilares, vénulas e veias.

Artérias e arteríolas

São os vasos sanguíneos que transportam o sangue para fora do coração. O seu tamanho é muito variável e as suas paredes são constituídas por três camadas de tecido:

- Túnica externa ou camada externa de tecido fibroso
- Túnica média ou camada média de músculo liso e tecido elástico.
- Túnica íntima ou revestimento interno de epitélio escamoso chamado endotélio.

A quantidade de tecido muscular e elástico varia nas artérias consoante o seu tamanho. Nas grandes artérias, por vezes chamadas artérias elásticas, a túnica média é constituída por mais tecido elástico e menos músculo liso.
Estas proporções alteram-se gradualmente à medida que as artérias se ramificam várias vezes e se tornam mais pequenas, até que nas arteríolas (as artérias mais pequenas) a túnica média é constituída quase exclusivamente por músculo liso. As artérias têm paredes mais espessas do que as veias, o que lhes permite suportar a elevada pressão do sangue arterial.

Anastomoses e artérias terminais

As anastomoses são artérias que formam uma ligação entre as artérias principais que irrigam uma área, por exemplo, a irrigação arterial das palmas das mãos e das plantas dos pés, do cérebro, das articulações e, numa extensão limitada, do músculo cardíaco. Se uma artéria que fornece a área estiver ocluída, as artérias anastomóticas fornecem uma circulação colateral. É mais provável que isto proporcione um fornecimento adequado de sangue quando a oclusão ocorre gradualmente, dando tempo às artérias anastomóticas para se dilatarem.
As artérias terminais são as artérias sem anastomoses ou as que se situam para além da anastomose mais distal, por exemplo, os ramos do circulus arteriosus (círculo de Willis) no cérebro ou a artéria central da retina do olho. Quando uma artéria terminal é ocluída, os tecidos que fornece morrem porque não existe um fornecimento de sangue alternativo.

Veias e vénulas

As veias são os vasos sanguíneos que conduzem o sangue a baixa pressão para o coração. As paredes das veias são mais finas do que as das artérias, mas têm as

mesmas três camadas de tecido. São mais finas porque há menos músculo e tecido elástico na túnica média. Quando cortadas, as veias
colapsam enquanto as artérias de paredes mais espessas permanecem abertas.
Quando uma artéria é cortada, o sangue jorra a alta pressão, enquanto um fluxo de sangue mais lento e constante escapa de uma veia. Algumas veias possuem válvulas, que impedem o refluxo do sangue, assegurando que este flui em direção ao coração. As válvulas são abundantes nas veias dos membros, especialmente nos membros inferiores, onde o sangue tem de percorrer uma distância considerável contra a gravidade quando o indivíduo está de pé. As válvulas estão ausentes nas veias muito pequenas e muito grandes do tórax e do abdómen. São formadas por uma prega de túnica íntima reforçada por tecido conjuntivo. As cúspides têm uma forma semilunar, com a concavidade virada para o coração. As veias mais pequenas são chamadas vénulas.

Capilares e sinusóides

As arteríolas mais pequenas dividem-se num número de vasos minúsculos chamados capilares. As paredes dos capilares são constituídas por uma única camada de células endoteliais através das quais a água e outras substâncias de pequenas moléculas podem passar. As células sanguíneas e as substâncias com grandes moléculas, como as proteínas plasmáticas, não atravessam normalmente as paredes dos capilares. Os capilares formam uma vasta rede de vasos minúsculos que ligam as arteríolas mais pequenas às vénulas mais pequenas. O seu diâmetro é aproximadamente o de um eritrócito (7 um). O leito capilar é o local de troca de substâncias entre o sangue e o líquido tissular, que banha as células do corpo.

Os sinusóides são mais largos do que os capilares e têm paredes extremamente finas que separam o sangue das células vizinhas. Nalguns, existem espaços distintos entre as células endoteliais. Entre as células endoteliais podem existir muitos macrófagos fagocíticos, por exemplo, as células de Kupffer no fígado.

Os sinusóides encontram-se na medula óssea, nas glândulas endócrinas, no baço e no fígado. Devido ao seu lúmen maior, a pressão sanguínea nos sinusóides é mais baixa do que nos capilares e a velocidade do fluxo sanguíneo é mais lenta.

Controlo do diâmetro dos vasos sanguíneos

Todos os vasos sanguíneos, com exceção dos capilares, têm fibras musculares lisas na túnica média, que são irrigadas por nervos do sistema nervoso autónomo. Estes nervos têm origem no centro vasomotor da medula oblonga e alteram o diâmetro do lúmen dos vasos sanguíneos, controlando o volume de sangue que contêm. As artérias de tamanho médio e pequeno têm mais músculo do que tecido elástico nas suas paredes. Nas artérias grandes, como a aorta, a camada intermédia é quase inteiramente constituída por tecido elástico. Isto significa que as artérias pequenas e as arteríolas respondem à estimulação nervosa, enquanto o diâmetro das artérias grandes varia consoante a quantidade de sangue que contêm.

Vasodilatação e vasoconstrição

Os nervos simpáticos irrigam o músculo liso da túnica média dos vasos sanguíneos. Na maioria dos vasos sanguíneos, não existe fornecimento nervoso parassimpático, pelo que o diâmetro do lúmen do vaso e o tónus do músculo liso são determinados pelo grau de estimulação do nervo simpático. Existe sempre algum estímulo nervoso para o músculo liso nas paredes dos vasos, que pode ser aumentado ou diminuído. A diminuição da estimulação nervosa provoca o relaxamento do músculo liso, afinando a parede do vaso e alargando o lúmen. Este processo é designado por vasodilatação e resulta num aumento do fluxo sanguíneo com menor resistência. Inversamente, quando a atividade nervosa é aumentada, o músculo liso da túnica média contrai-se e torna-se mais espesso; este processo é designado por vasoconstrição.

Os vasos sanguíneos responsáveis pela resistência ao fluxo sanguíneo são as pequenas arteríolas, cujas paredes são constituídas principalmente por músculo liso. Uma pequena alteração no seu lúmen resulta numa alteração considerável do fluxo sanguíneo para a parte do corpo que irrigam. Arteríolas fornecem a resistência periférica ao fluxo de sangue e são, por isso, designados por vasos de resistência. Este facto é importante para manter a homeostasia da pressão arterial.

A resistência ao fluxo de fluidos ao longo de um tubo é determinada por três factores: o diâmetro do tubo; o comprimento do tubo; e a viscosidade do fluido envolvido. O fator mais importante em relação ao fluxo de sangue ao longo dos vasos é a resistência periférica. O comprimento dos vasos e a viscosidade do sangue também podem contribuir, mas na saúde estes factores são constantes e, por isso, não são determinantes significativos das alterações do fluxo sanguíneo.

7. PRESSÃO SANGUÍNEA

A tensão arterial é a força ou pressão que o sangue exerce sobre as paredes dos vasos sanguíneos.

A pressão arterial sistémica, normalmente designada simplesmente por pressão arterial, é o resultado da descarga de sangue do ventrículo esquerdo para a aorta já cheia.

Quando o ventrículo esquerdo se contrai e empurra o sangue para a aorta, a pressão produzida no sistema arterial é designada por pressão arterial sistólica. No adulto, é de cerca de 120 mmHg (milímetros de mercúrio) ou 16 kPa (quilopascal).

Quando ocorre a diástole cardíaca completa e o coração está em repouso após a ejeção do sangue, a pressão no interior das artérias é designada por pressão arterial diastólica. Num adulto, esta pressão é de cerca de 80 mmHg ou 11 kPa. A diferença entre a pressão arterial sistólica e a pressão arterial diastólica é a pressão de pulso. Estes valores variam consoante a hora do dia, a postura, o sexo e a idade do indivíduo. Durante o repouso noturno, a pressão arterial tende a ser mais baixa. Aumenta com a idade e é geralmente mais elevada nas mulheres do que nos homens.

A pressão arterial é medida com um esfigmomanómetro e é geralmente expressa da seguinte forma

PA = 122 mmHg ou PA = 16 kPa

A elasticidade das paredes das artérias. Existe uma quantidade considerável de tecido elástico nas paredes arteriais, especialmente nas grandes artérias. Por

conseguinte, quando o ventrículo esquerdo ejecta sangue na aorta já cheia, esta distende-se e, em seguida, o recuo elástico empurra o sangue para a frente. Esta distensão
e o recuo ocorre em todo o sistema arterial.

Durante a diástole cardíaca, o recuo elástico das artérias mantém a pressão diastólica.

A pressão arterial sistémica mantém o fluxo essencial de substâncias para dentro e para fora dos órgãos do corpo. O controlo da pressão arterial, especialmente nos órgãos vitais, é essencial para manter a homeostasia.

Pressão arterial = débito cardíaco x resistência periférica

Débito cardíaco

O débito cardíaco é determinado pelo volume sistólico e pela frequência cardíaca. Os factores que afectam a frequência cardíaca e o volume sistólico são descritos acima e podem aumentar ou diminuir o débito cardíaco e, por sua vez, a pressão arterial. Um aumento do débito cardíaco aumenta a pressão sistólica e diastólica. Um aumento do volume sistólico aumenta a pressão sistólica mais do que a pressão diastólica.

Resistência periférica ou arteriolar

As arteríolas são as artérias mais pequenas e têm uma túnica média composta quase inteiramente por músculo liso que responde a estímulos nervosos e químicos. A constrição e a dilatação das arteríolas são os principais factores determinantes da resistência periférica (p. 80). A vasoconstrição provoca o aumento da pressão arterial e a vasodilatação provoca a sua diminuição. Quando o tecido elástico da túnica média é substituído por tecido fibroso inelástico, como parte do processo de envelhecimento, a pressão arterial aumenta. A dilatação e a constrição das arteríolas ocorrem seletivamente em todo o corpo, resultando em alterações no fluxo sanguíneo através dos órgãos, de acordo com as suas necessidades. As prioridades mais elevadas são o fornecimento de sangue ao cérebro e ao músculo cardíaco e, numa emergência, o fornecimento a outras partes do corpo é reduzido para garantir um fornecimento adequado a estes órgãos. Geralmente, as alterações na quantidade de sangue que flui para qualquer órgão dependem do seu grau de atividade. Um órgão muito ativo necessita de mais oxigénio e nutrientes do que um órgão em repouso e produz mais resíduos para excreção.

8. REGULAÇÃO DA PRESSÃO ARTERIAL (PB)

A tensão arterial é controlada de duas formas:

- **controlo a curto prazo,** numa base momento a momento, que envolve principalmente o reflexo barorreceptor, que será discutido mais adiante, e também quimiorreceptores e hormonas circulantes.
- **controlo a longo prazo,** que envolve a regulação do volume sanguíneo pelos rins e pelo sistema renina-angiotensina-aldosterona.

O centro cardiovascular (CVC) é um conjunto de neurónios interligados no cérebro e está situado na medula e na ponte. O CVC recebe, integra e coordena as entradas de:

- Barorreceptores (receptores de pressão)
- Quimiorreceptores
- Centros superiores do cérebro.

O CVC envia nervos autónomos (simpáticos e parassimpáticos) para o coração e para os vasos sanguíneos. Controla a PA abrandando ou acelerando o ritmo cardíaco e dilatando ou contraindo os vasos sanguíneos. A atividade destas fibras é essencial para o controlo da pressão arterial.

Barorreceptores

Trata-se de terminações nervosas sensíveis às alterações de pressão (estiramento) no interior do vaso, situadas no arco da aorta e nos seios carotídeos e constituem o principal mecanismo regulador do organismo para controlar a pressão arterial. Um aumento da pressão sanguínea nestas artérias estimula os barorreceptores, aumentando a sua entrada na CVC. A CVC responde aumentando a atividade nervosa parassimpática para o coração, o que faz com que o coração abrande. Ao mesmo tempo, a estimulação simpática dos vasos sanguíneos é inibida, causando vasodilatação. O resultado líquido é uma diminuição da pressão arterial sistémica. Por outro lado, se a pressão no arco aórtico e nos seios carotídeos diminuir, a taxa de descarga dos barorreceptores também diminui. O CVC responde aumentando o impulso simpático para o coração para o acelerar. A atividade simpática nos vasos sanguíneos também aumenta, levando à vasoconstrição. Ambas as medidas contrariam a queda da pressão arterial. O controlo da pressão arterial pelos barorreceptores é também designado por reflexo barorreceptor

Quimiorreceptores

São terminações nervosas situadas nos corpos carotídeo e aórtico. Estão principalmente envolvidas no controlo da respiração. São sensíveis às alterações dos níveis de dióxido de carbono, de oxigénio e da acidez do sangue (pH). A sua entrada no CVC influencia a sua saída apenas quando ocorre uma perturbação grave da função respiratória ou quando a pressão arterial desce para menos de 80 mmHg.

Centros superiores do cérebro

O hipotálamo no cérebro controla a temperatura corporal e influencia o CVC que responde ajustando o diâmetro dos vasos sanguíneos na pele - um mecanismo importante na determinação da perda e retenção de calor.

Sistema renina-angiotensina-aldosterona.

Quando o fluxo sanguíneo renal é reduzido ou os níveis de sódio no sangue descem, a enzima renina é segregada pelas células renais. A renina converte a proteína plasmática angiotensinogénio, produzida pelo fígado, em angiotensina 1. A enzima de conversão da angiotensina (ECA), formada em pequenas quantidades nos pulmões, nos túbulos renais proximais e noutros tecidos, converte a angiotensina 1 em angiotensina 2, que estimula a secreção de aldosterona. Provoca também vasoconstrição e aumenta a tensão arterial.

9. ELECTROCARDIOGRAMA (ECG)

A eletrocardiografia é o processo de produção de um eletrocardiograma (ECG ou ECG[a]), um registo da atividade eléctrica do coração. Trata-se de um eletrocardiograma do coração que é um gráfico de tensão versus tempo da atividade eléctrica do coração, utilizando eléctrodos colocados na pele. Estes eléctrodos detectam as pequenas alterações eléctricas que são uma consequência da despolarização do músculo cardíaco seguida de repolarização durante cada ciclo cardíaco (batimento cardíaco).

Num ECG convencional de 12 derivações, são colocados dez eléctrodos nos membros do doente e na superfície do tórax. A magnitude global do potencial elétrico do coração é então medida a partir de doze ângulos diferentes ("derivações") e é registada durante um período de tempo (normalmente dez segundos). Desta forma, a magnitude global e a direção da despolarização eléctrica do coração são captadas em cada momento do ciclo cardíaco.

Existem três componentes principais num ECG: a **onda P**, que representa a despolarização dos átrios; o **complexo QRS**, que representa a despolarização dos ventrículos; e a **onda T**, que representa a repolarização dos ventrículos.

Um ECG pode ajudar a detetar:

- Arritmias - quando o coração bate demasiado devagar, demasiado depressa ou de forma irregular
- Doença cardíaca coronária - quando o fornecimento de sangue ao coração é bloqueado ou interrompido por uma acumulação de substâncias gordas

Ataques cardíacos - quando o fornecimento de sangue ao coração é subitamente bloqueado

- Cardiomiopatia - quando as paredes do coração ficam espessadas ou aumentadas

10. DOENÇAS DO CORAÇÃO

As doenças cardíacas são condições que afectam o coração, os seus vasos, músculos, válvulas ou as vias eléctricas internas responsáveis pela contração muscular. As doenças cardíacas mais comuns incluem:

- Doença das artérias coronárias
- Insuficiência cardíaca
- Cardiomiopatia
- Arritmias

1.1. DOENÇA ARTERIAL CORONÁRIA

A doença das artérias coronárias é a principal causa de ataques cardíacos. A doença das artérias coronárias (DAC) ocorre quando a placa, uma substância pegajosa, estreita ou obstrui parcialmente as artérias coronárias (como um material pegajoso que obstrui uma palhinha) e pode resultar numa redução do fluxo sanguíneo. Esta redução do fluxo sanguíneo pode causar dor no peito (angina), um sinal de aviso de potenciais problemas cardíacos, como um ataque cardíaco. A placa também pode prender pequenos coágulos de sangue, bloqueando completamente uma artéria coronária de repente, resultando num ataque cardíaco.

1.2. INSUFICIÊNCIA CARDÍACA (ATAQUE CARDÍACO):

Quando uma artéria coronária fica bloqueada (normalmente por um coágulo sanguíneo), uma área do tecido cardíaco perde o seu fornecimento de sangue. Esta redução de sangue pode rapidamente danificar e/ou matar o tecido cardíaco, pelo que são necessários tratamentos rápidos num serviço de urgência e/ou numa sala de cateterismo para reduzir a perda de tecido cardíaco. A perda de tecido cardíaco devido a um bloqueio pode causar sintomas como dor no peito, falta de ar, fraqueza e até mesmo a morte.

Os sinais de alerta de um ataque cardíaco são os seguintes

- Dor no peito (pode propagar-se às costas, pescoço, braços e/ou maxilar)
- Tonturas
- Náuseas, vómitos
- Batimentos cardíacos rápidos ou irregulares
- Falta de ar
- Algumas pessoas podem apresentar ansiedade, indigestão e/ou azia (algumas mulheres podem apresentar estes sintomas como predominantes em vez de dor no peito)
- Fraqueza
- Tonturas
- Começar a suar frio

1.3. ARRHYTHMIA:

Os doentes que notam que os seus batimentos cardíacos são anormalmente rápidos, lentos ou irregulares podem estar a sofrer impulsos eléctricos irregulares, designados por arritmias. Podem também apresentar sintomas de fraqueza, falta de ar e ansiedade. As arritmias podem alterar, abrandar ou mesmo parar a capacidade do coração de bombear sangue. Por conseguinte, os indivíduos com arritmias devem procurar cuidados médicos de emergência, especialmente se a arritmia for persistente ou causar quaisquer sintomas relacionados com sintomas de ataque cardíaco, como dor no peito. A fibrilhação ventricular e a fibrilhação auricular são dois exemplos de arritmias. A fibrilhação auricular pode aumentar o risco de acidente vascular cerebral.

1.4. CARDIOMIOPATIA

A cardiomiopatia é uma doença indicada por um músculo cardíaco anormal. Os músculos anormais fazem com que seja mais difícil para o coração bombear sangue para o resto do corpo.

Principais tipos de cardiomiopatia

- Dilatada (músculo esticado e fino)
- Hipertrófica (músculo cardíaco espessado)
- Restritivo (problema raro em que o músculo cardíaco não se estica normalmente, pelo que as câmaras não se enchem corretamente de sangue)

Sinais e sintomas de cardiomiopatia

- Falta de ar
- Fadiga
- Inchaço dos pés, tornozelos e/ou pernas
- Tosse ao deitar-se
- Tonturas
- Dor no peito

- Batimentos cardíacos irregulares

PERGUNTAS MODELO

UNIDADE-I

1M

1. Acima da outra estrutura significa **(a)**

a. Superior, b. Inferior, c. Lateral, d. Anterior

2. Os fibroblastos encontram-se em.... (b)

a. Cartilagem hialina, b. Tecido conjuntivo denso, c. Tecido areolar, d. Osso e. Nenhum

3. Os seguintes tecidos musculares podem ser controlados voluntariamente. (b)

a. Liso b. Esquelético c. Cardíaco d. Nenhum e. Todos

4. é não é um tipo básico de tecido. (e)

a. Epitelial, b. Nervoso, c. Conjuntivo, d. Muscular, e. Ósseo

2M

1. Escrever as funções do tecido nervoso
2. O que é a mitocôndria? Acrescenta as funções das mitocôndrias.
3. Escreva brevemente sobre os processos básicos da vida.
4. O que é a homeostasia? Explicar o mecanismo de retroação negativa.
5. O que é o transporte passivo? Discuta brevemente os tipos.
6. O que são os receptores de canais iónicos.

4M

1. O que são os tecidos? Classificar os tipos de tecidos. Explicar o que é o tecido conjuntivo.
2. O que é uma célula? Explicar em pormenor as fases da divisão celular somática.
3. O que é a sinalização celular? Explicar os métodos de sinalização celular.
4. O que são receptores? Explicar os receptores de canais iónicos.
5. Explicar os receptores de canais acoplados à proteína G.
6. Explicar os receptores ligados a enzimas e os receptores nucleares.

UNIDADE-II

1M

1. ...são organelos comuns nas células do fígado e dos rins que decompõem substâncias potencialmente nocivas.**(a)**

a. Peroxissomas, b.Riboses, c. Ribossoma d. Nuclease

2. O ponto em que dois ou mais ossos se encontram é chamado de

a. Articulação, b. Junção c. Tendão d. Ligamento

3. A mensagem básica que é transmitida é designada **por (a)**

a. Potencial de ação, b. Despolarização, c. Repolarização, d. Hiperpolarização

4. A junção entre um neurónio e uma célula muscular esquelética é conhecida como **...(d)**

a. Junção axial b. Neuronal c. Esquelética d. Junção neuromuscular

2M

1. Discutir os ossos do crânio.
2. Discutir os ossos do esqueleto apendicular.

3. O que são as articulações? Classificar os tipos e dar exemplos.
4. O que é a junção neuromuscular? Explica-a.
5. Definir Tendão e Ligamento.
6. Qual é o papel do cálcio na contração muscular?
7. Explicar a estrutura do músculo esquelético.

4M

1. Explicar a estrutura e o mecanismo de contração do músculo esquelético.
2. Explicar a estrutura e as funções da pele.
3. Explicar os ossos do esqueleto axial.
4. Explicar a estrutura e a função dos ossos
5. Explicar os ossos do esqueleto apendicular.

UNIDADE-III

1M

1. Os glóbulos brancos são designados por

a. Granulócitos, b. Agranulócitos, c. Leucócitos, d. Eritrócitos

2. O fluido linfático é rico em

a. Ferro, b. Neutrófilos, c. Basófilos, d. Anticorpos

3. A hemopoiese é a produção de

a. eritrócitos, b. medula óssea, c. hemoglobina, d. plasma sanguíneo.

4. Tempo necessário para completar a eritropoiese

a. 3 dias, b.7 dias c.9 dias d.12 dias

5. A anemia perniciosa é um   tipo de anemia

a. Anemia hemolítica; b. Anemia megaloblástica; c. Anemia aplástica; d. Anemia microcítica

2M

1. Escrever as funções do sangue.
2. Mencionar os factores de coagulação do sangue.
3. Escrever as funções da hemoglobina.
4. O que é o baço? Escreva 4 funções do baço.
5. O que é a eritroblastose fetal?
6. Escreva uma breve nota sobre a anemia falciforme.
7. Escrever uma nota sobre a anemia.
8. O que é a leucemia?
9. Qual é a composição do plasma?
10. O que é o fator Rh? E mencionar a sua importância.
11. O que é a eritropoiese?
12. Quais são os tipos de glóbulos brancos?
13. Explicar a anatomia e a fisiologia dos glóbulos vermelhos Anatomia dos glóbulos vermelhos.

4M

1. Escrever a composição e as funções do sangue.
2. Escreva uma nota sobre a hemopoiese.
3. O que é a anemia? Explicar os diferentes tipos de anemia.

4. Escrever uma breve nota sobre as doenças do sangue.
5. O que é a transfusão de sangue? Escreva o seu significado.
6. O que é o sistema reticuloenotelial? Escreva a sua importância.
7. O que é a hemoglobina? Explicar a sua estrutura e indicar o seu valor normal. Como é formada?
8. Escrever uma nota sobre as afecções do olho, do ouvido, do nariz e da língua.
9. O que é a hemostase? Apresentar uma breve nota sobre o mecanismo da hemostase.
10. Explicar o ciclo de vida dos glóbulos vermelhos
11. Explicar a composição e a função das células sanguíneas.
12. Explicar a formação das células sanguíneas ou hemopoese.
13. Classifica os leucócitos e escreve as caraterísticas estruturais dos leucócitos

UNIDADE-IV

1M

1. As partes do olho incluem todas as seguintes, exceto

a. Estribo b. Córnea, c. Lente, d. Pupilas.

2. O ouvido externo é constituído por

a. Vestíbulo, b. Aurícula, c. Martelo, d. Membrana timpânica.

3. O primeiro nervo craniano é

a. Ótico, B. Olfativo, C. Oculomotor, D. Motor.

4. O patch do pagador está localizado em

a. Intestino grosso, b. Intestino delgado, c. Estômago, d. Fígado.

5. A hematopoiese é regulada por

a. Células estaminais multipotentes, b. Factores de transcrição, c. Células hematopoiéticas, d. Citocinas.

6. é a anemia hereditária

a. Perniciosa b.Fanconi, c.Aplástica, d.Talassemia

2M

1. Enumera os nervos cranianos com os seus nomes.
2. Escreve brevemente sobre o sentido do paladar.
3. Descrever brevemente o mecanismo da audição.
4. O que é o sistema nervoso somático?
5. O que são os nervos cervicais? Mencionar o seu n.º.
6. Escreva brevemente sobre os cones e os bastonetes.

4M

1. O que é o SNA? Explicar a origem e as funções do Sistema Nervoso Simpático
2. Explicar a origem e as funções do Sistema Nervoso Para-simpático
3. Mencionar as partes do ouvido. Explicar o mecanismo da audição.
4. Desenhar um diagrama do olho bem identificado. Explicar o mecanismo da visão.
5. Explicar a origem e as funções do Sistema Nervoso Para-simpático.
6. Desenhar um diagrama bem identificado e mencionar as partes do ouvido. Explicar o mecanismo da audição.

UNIDADE-IV

1M

1. O aumento da frequência cardíaca é chamado....

Taquicardia, b.Bradicardia, c.Hipertensão, d.Angina

2. O nó SA também é conhecido como

a. Pacemaker, b. Nó AV, c. Feixe de His, d.nenhum

3. A p.b. diastólica normal é

a. 60, b. 80, c. 100, d. 120,

4. O septo atrioventricular esquerdo é

a. Válvula bicúspide, b. Válvula tricúspide, c. Válvula semilunar, d. Nenhuma

5. Tempo necessário para a sístole atrial em 1 ciclo cardíaco

a. 0.1, b. 0.3, c. 0.4, d. 0.01

8. A despolarização ventricular representa

a. Complexo QRS, b. Onda P, c. Onda T, d. Segmento S-T

2M

1. Que câmara do coração tem paredes mais espessas e porquê?
2. O que é o ECG? Mencionar os componentes do ECG.
3. Descrever os sons do coração.
4. O que são anastomoses?
5. O que é a cardiomiopatia? Mencionar os seus tipos.
6. Definir a tensão arterial dar o seu valor normal normal
7. Definir ciclo cardíaco
8. Definir débito cardíaco
9. Definir a frequência cardíaca e de pulso e o seu valor normal
10. Definir potencial de ação.

4M

1. Desenha um diagrama do coração bem identificado.
2. Explicar a estrutura do coração através de um diagrama bem esquematizado.
3. Explicar o sistema de condução do coração.
4. Explicar a eletrofisiologia do músculo cardíaco.
5. Descrever os vários eventos do ciclo cardíaco.
6. Escreva uma breve nota sobre o efeito do SNA na atividade cardíaca.
7. Explicar as vias de regulação da pressão arterial.
8. O que é a circulação pulmonar e sistémica?
9. Definir a pressão arterial e explicar os factores que a influenciam.
10. Escrever uma nota sobre a via RAAS.

Referências

1. Esboços de Schaum: Human Anatomy and Physiology de Kent Van de Graaff; R. Rhees; Sidney Palmer; R Ward Rhees; Sidney L. Palmer; Kent M. Van De Graaff (EBSCO eBook) ISBN: 9780071623308
2. Ross e Wilson Anatomia e Fisiologia na Saúde e na Doença Edição Internacional Editora: Elsevier Health Sciences ISBN: 9780702072772, 9780702072772 Edição: 13ª, 2018, Páginas: 420
3. Anatomia e fisiologia (noções básicas) para paramédicos por Dr.Shivalinge Gowda KP. ISBN-13 : 978-8181914668
4. Sembulingam, K., Sembulingam, P. (2016) Essentials of Medical Physiolo- gy, 7th edition, New Delhi: Jaypee Brothers Medical Publishers.
5. Tortora Grabowski. (1992) Principles of Anatomy and Physiology, 7ª edição, Nova Iorque: Harper and Collins.
6. Tandon, O. P., Tripathi, Y. (2011) Best and Taylor's Physiological Basis of Medical Practice, 13ª edição, Riverview, Mi, EUA: Lippincott Williams & Wilkins Co.
7. Guyton, A. C., John, E. H. (2012) Text book of Medical Physiology 11th edition, Miamisburg, U.S.A: Elsevier.
8. Ghai, CL (2012) Text book of Practical Physiology, 8ª edição, New Del- hi: Jaypee Brother's, Medical Publishers.
9. Chatterjee, C. C. (2016) Human Physiology (vol 1 and 2), 11th edition, Kolkata: Aca Publishers.

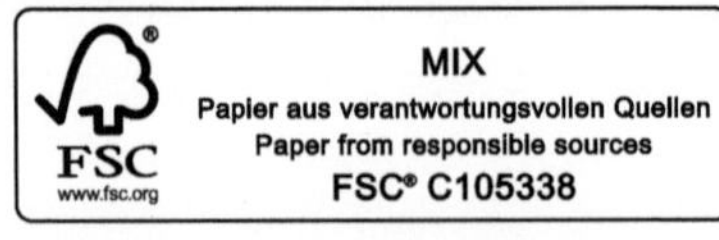

Printed by Books on Demand GmbH, Norderstedt / Germany